1,50

DROEMER ✳

WERNER BARTENS

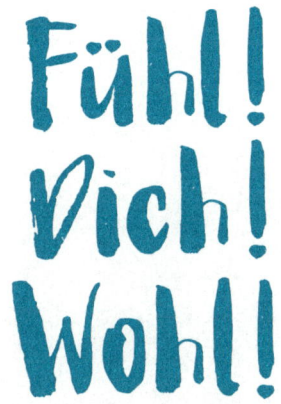

Fühl! Dich! Wohl!

333 REZEPTE FÜR EIN LANGES
UND GESUNDES LEBEN

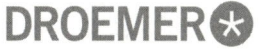

Besuchen Sie uns im Internet:
www.droemer.de

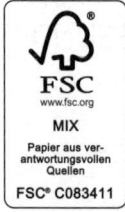

© 2015 Droemer Verlag
Ein Imprint der Verlagsgruppe
Droemer Knaur GmbH & Co. KG, München
Alle Rechte vorbehalten. Das Werk darf – auch teilweise – nur mit
Genehmigung des Verlags wiedergegeben werden.
Redaktion: Nadine Lipp
Coverentwurf: ZERO Werbeagentur, München
Covergestaltung: Daniela Meyer
Satz: Adobe InDesign im Verlag
Druck und Bindung: CPI books GmbH, Leck
ISBN 978-3-426-27681-5

2 4 5 3 1

Inhalt

Einleitung

Die Menschen in den wohlhabenden Ländern wollen besser leben, gesünder werden, fit sein und vor allem: alles richtig machen. Sie kaufen unbehandeltes Obst und Gemüse, melden sich langfristig im Fitness-Studio an, buchen Aktiv-Urlaub und richten sich nach ständig wechselnden Ernährungs-Empfehlungen. Yoga-Kurse, Meditationsübungen und Atem-Seminare sollen spirituelle Bedürfnisse befriedigen und das geplagte Selbst zur Ruhe kommen lassen. Doch viele Menschen fragen sich schon nach wenigen Tagen, wie sie das alles schaffen sollen mit den guten Vorsätzen und vor allem: wie auf Dauer durchhalten. Das ist keine leichte Sache, und deswegen scheitern die meisten auch daran.

Es drängen sich noch weitere Fragen auf: Stimmt das denn überhaupt, was als gesund und richtig angepriesen wird? Wie kann man sicher sein, dass die Paleo-Mond-Trennkost-Diät auf veganer Basis wirklich wirkt, das Sportprogramm nicht viel zu ambitioniert ist und vor lauter Gesundheitsplanung und Besser-Leben-Terminen nicht die Lebenslust und schließlich man selbst auf der Strecke bleibt?

In diesem Buch gebe ich Gesundheitsempfehlungen, diese sollen vor allem Wohlgefühl vermitteln, bei Bedarf Hilfestellung leisten – und zudem von dem schlechten Gewissen entlasten, das viele gesundheitsbewusste Menschen umtreibt. Die 333 Rezepte sind leicht umzusetzen und haben kein Verfallsdatum. Es geht nicht um Höchstleistungen, sondern um Lust und Ausgelassenheit – und um die überraschende Erkenntnis, was bereits kleine Änderungen bewirken können. Die Tipps sind wissenschaftlich fundiert, aber verständlich und alltagstauglich aufbereitet.

Manche Vorschläge sind neu und überraschend, andere klingen längst bekannt wie beispielsweise eine ausgewogene Ernährung oder regelmäßige Bewegung. Viele Faktoren ergänzen sich, erstrecken sich auf alle Lebensbereiche und bieten eine umfassende Strategie mit möglichst einfachen Regeln und Empfehlungen. Die eine Lösung, das selig machende Allheilmittel, gibt es allerdings nicht. Es geht vielmehr darum, viele kleine Empfehlungen umzusetzen und sich auf diese Weise besser und gesünder zu fühlen.

Viele Rezepte tun sowohl Körper als auch Geist gut, trotzdem sind sie verschiedenen Körperteilen zugeordnet – von Kopf bis Fuß. Manchmal finden sich Empfehlungen dort, wo sie besonders segensreich ihre Wirkung entfalten – manchmal tauchen sie auch unerwartet auf, etwa wenn unter dem Begriff »Schläfe« Rezepte für gesundes Altern stehen oder im Kapitel »Ringfinger« Tipps für eine gelungene Ehe.

Leserinnen und Leser finden hier nicht nur alltagsnahe Anleitungen dazu, was wirklich wirkt und zufrieden macht, sondern sie erfahren auch, wie sie ihre selbst gesteckten Ziele erreichen können, dabei nicht verzweifeln und mit Freude bei der Sache bleiben. Es geht nicht um zwanghafte Disziplin und Selbstoptimierung, sondern um viele überraschende Details, die das Leben angenehmer machen können und dazu beitragen, dass man sich besser fühlt und die Dinge, die man tut, auch genießt. Aus diesem Grund werden nicht nur die vermeintlichen Kernbereiche der gesunden Lebensführung angesprochen wie Bewegung, Ernährung und Gewicht. Die Psyche, das Sozialleben und der Gefühlshaushalt sind mindestens so wichtig. Themen wie Stressabbau, Gelassenheit, Partnerschaft, Familie, Altern und psychischer Stabilität wird deshalb ebenfalls viel Platz eingeräumt.

Wer spürt oder weiß, dass ihm etwas gar nicht hilft oder taugt, was hier beschrieben wird, der soll es bitte unbedingt bleibenlassen.

Fünf Grundgedanken sind mir in diesem Buch wichtig:

a. Kleine Unterschiede, große Wirkung: Zumeist ist es weder hilfreich noch zielführend, seine Gewohnheiten radikal über den Haufen zu werfen. Geringfügige Korrekturen, kleine Veränderungen, sind viel effizienter und gelingen auch leichter. Es verspricht weitaus mehr Erfolg und ist überdies entspannender, 100 Dinge um 1 Prozent zu verändern als eine einzige Angewohnheit um 100 Prozent.

b. Selbstwirksamkeit: Vieles kann man selbst ändern, man braucht nur einen Plan, etwas Zuversicht und etwas Zeit. Statt auf die Umstände, das Schicksal oder andere widrige Faktoren zu schimpfen, die einen angeblich lähmen, ist es sinnvoller, sich auf das zu konzentrieren, was man selbst in der Hand hat. Und das ist eine ganze Menge.

c. Zur Selbstwirksamkeit gehört Selbstmitgefühl. Wer lange bestimmten Mustern gefolgt ist, wird nicht von einem Tag auf den anderen seine Gewohnheiten ablegen können. Es wird Durststrecken geben und Rückschläge. Deshalb ist es wichtig, Geduld mit sich zu haben und gut zu sich zu sein: Veränderungen brauchen eine Weile. Wer sie unter Zeitdruck erzwingen will, ist schnell frustriert, wenn es zu Misserfolgen kommt. Auf Dauer und mit Nachsicht sich selbst gegenüber stellen sich jedoch nach und nach Verbesserungen ein. Manchmal gerade dann, wenn man nicht mehr damit rechnet.

d. Ein schlechtes Gewissen ist fehl am Platz. Angesichts von 333 Rezepten und Hilfestellungen muss sich niemand ungenügend oder schlecht fühlen. Es ist nicht das Ziel, sich ständig zu optimieren, zu maximieren, besser zu werden und seine Zeit nicht zu vergeuden. Vielmehr finden sich hier – wie in einem Kochbuch – verschiedene Rezepte, die dazu beitragen können, dass etwas gelingt. Es geht um ein Angebot: Anregungen finden und sich raussuchen, was hilft. Und den Rest bleibenlassen.

e. Seriöse Basis, vernünftige Grundlage: Die Angaben in diesem Buch sind wissenschaftlich fundiert. Sie gründen nicht auf einer Privatideologie oder auf obskuren Heilslehren, sondern auf dem Erfahrungs- und Wissensschatz von Ärzten, Psychologen und Therapeuten sowie großen Untersuchungen und Studien aus den Bereichen Medizin, Psychologie, Verhaltensforschung, Sportwissenschaft, Ernährungslehre und Beziehungsforschung, an denen zumeist Tausende, manchmal Zehntausende Menschen teilgenommen haben.

Über Anregungen, Rezepte und Hinweise freue ich mich unter:

www.werner-bartens.de

Gelassen auf Ratschläge reagieren
erhält das Wohlergehen

Wir sind umzingelt von guten Ratschlägen, Empfehlungen und Rezepten – auch in diesem Buch gibt es etliche davon. Wer sie befolgen will, hat gute Chancen, wahnsinnig zu werden oder sich zumindest für einen Versager zu halten. Die beste Strategie ist es, gelassen auf die Vielzahl der Anregungen zu reagieren und anzunehmen was hilfreich ist. Ein schlechtes Gewissen angesichts der ständigen und immer drastischeren Gesundheitswarnungen führt nur zu einer resignativ-bockigen Abwehrhaltung. Oder zu einem inneren Alarmzustand, weil man sich schlecht und ungenügend fühlt. Und das ist alles andere als gesund, sondern gefährlicher als die meisten beschworenen Gefahren selbst.

Gute Vorsätze mit
guter Laune angehen

Mit Hilfe eines einfachen Tricks sind Menschen eher dazu bereit, gute Vorsätze umzusetzen. Es braucht nur Zuspruch und regelmäßige Bestätigung – und schon werden sie aktiver, unternehmungslustiger und bewegen sich häufiger. Mit guter Laune klappen gute Vorsätze besser.

Die meisten Menschen wissen genau, was gesund ist und was schadet. Doch Bequemlichkeit und zu hoch gesteckte Ziele hindern sie daran, sich mehr zu bewegen und ausgewogener zu ernähren. Zudem machen die meisten Ratschläge schlechte Laune. Appelle an eine gesündere Lebensführung bleiben auch deshalb oft fruchtlos, weil sie uns an Schwächen und Fehler erinnern und miese Stimmung verursachen. Auch wenn Ratschläge gut gemeint sind und von Freunden oder Partnern kommen, verfallen die meisten Menschen in eine Verteidigungshaltung und bleiben passiv.

Wer in seiner Selbstwahrnehmung gestärkt und bestätigt wird, hält sich hingegen eher an Gesundheitsempfehlungen. Zudem steigt die Nervenaktivität im präfrontalen Kortex, wenn Menschen dazu animiert werden, vermehrt an ihre Fähigkeiten und Erfolge zu denken. In dieser Hirnregion werden Gefühle der Selbstwahrnehmung und des Selbstwertgefühls verarbeitet. Bereits die Erinnerung an unsere Einstellung und Werte verändert die Art und Weise, wie wir auf tägliche Botschaften reagieren.

Eigene Werte zu betonen
gibt Belastungen mehr Sinn

Es kommt darauf an, was wirklich zählt. Es ist daher hilfreich und gesund, sich immer wieder seiner eigenen Werte zu vergewissern. Dadurch werden Belastungen und anstrengende Wegstrecken mit Sinn erfüllt, und man bleibt seinen Überzeugungen treu. In einer Studie der Universität Stanford wurde der Zusammenhang eindrucksvoll gezeigt: Eine Gruppe Studenten sollte während der Ferien täglich aufschreiben, welche Werte für sie wichtig sind – eine andere Gruppe notierte täglich, was sie Erfreuliches erlebt hatte. Am Ende der Ferien zeigte sich, dass die Studenten, die sich täglich ihrer Werte vergewissert hatten, seltener krank wurden, mehr Energie hatten, stolzer auf das Geleistete waren und zukünftige Aufgaben länger durchhielten. Diese Wirkung hielt nicht nur Monate, sondern Jahre an.

Kurzfristig tut es gut, sich über seine Werte klarzuwerden. Man ist weniger schmerzempfindlich, gesünder und zufriedener. Langfristig steigt die psychische Stabilität und Ausdauer: Anstrengende Phasen und Belastungen werden nicht nur als unangenehme Hürden wahrgenommen, sondern als wichtiger Schritt, um seinen Prinzipien weiterhin treu zu bleiben und seine Ziele zu erreichen. Schreibt man regelmäßig auf, etwa in einem Tagebuch, was einem wichtig ist und welche Werte zählen, erkennt man die Bedeutung von Alltagsaufgaben oder anstrengenden Lebensphasen und kann deshalb Stress besser ertragen und auch Durststrecken länger durchstehen.

Sich seiner Identität zu vergewissern
hilft durchzuhalten

Wer sich im Alltag daran erinnert, was er ist oder kann oder will, dem gelingen Veränderungen besser. Wer beispielsweise mehr Sport treiben oder weniger essen möchte, sagt sich, dass er derjenige ist, der jeden Tag läuft, Rad fährt oder mittags nur einen Salat isst. Möchte man sein Gedächtnis schulen, sagt man sich, dass man sich Namen gut merken kann – und versucht dies auch immer wieder. Sich damit zu identifizieren, was man vorhat und erreichen möchte, macht jeden Neuanfang leichter und hilft dabei, Pläne durchzuhalten. Kleine Erinnerungsstützen helfen auch: Liegt die Zahnseide neben der Zahnpasta, das Buch auf dem Schreibtisch oder die Hantel neben dem Bett, wird man regelmäßig darauf gestoßen, dass man derjenige ist, der von jetzt an Zahnseide benutzt, den dicken Wälzer liest oder Gewichte stemmt.

Wie man kreativ bleibt –
oder es wird

Manchmal schnappt man Empfehlungen auf, die das Leben einfacher machen. Nicht alles ist hilfreich, aber oft sind Anregungen nützlich. Mit den folgenden kann man kreativ bleiben – oder es überhaupt werden:

- immer ein Notizheft dabeihaben
- Ideen aufschreiben
- ungewöhnliche Wörter benutzen
- nicht zu streng zu sich sein
- ausreichend Pausen machen
- offen sein
- Feedback einholen
- nicht aufgeben
- üben, üben, üben
- sich Fehler erlauben
- Neues ausprobieren
- Risiken eingehen
- Regeln brechen
- mehr von dem machen, was zufrieden macht
- nichts erzwingen
- sich einen Rahmen geben
- nicht andere nachahmen
- etwas zu Ende bringen

Dem Glück auf die Sprünge helfen

Spuren von Glück und Freude sind ebenso wie Leid und Unglück nicht für alle Zeiten dem Körper eingebrannt. Manche Wunden verheilen zwar langsam, und auch psychische Belastungen wirken sich unterschiedlich lange aus. Der Organismus ist jedoch ein dynamisches System, er passt sich an und reagiert auf Erlebnisse und Erfahrungen. Der mittel- und langfristige Gebrauch bestimmt Größe, Umfang und Ausdifferenzierung eines Organs – Plastizität nennen Wissenschaftler auf der Ebene des Gehirns den ständigen Umbau. Aber nicht nur das Gehirn kann sich verändern, Neues lernen, vergessen und Spuren wieder tilgen.

So ist auch der Körper nach Zeiten von Trauer und Niedergeschlagenheit wieder empfänglich und aufnahmebereit für Hochgefühle und Lebensfreude. Dann prägen sich positive Signale und Spuren immer stärker ein, so wie die Muskeln eines Leistungssportlers mit der Zeit kraftvoller werden als die eines Stubenhockers. Diese Mechanismen funktionieren ähnlich wie beim Trainieren oder beim Lernen – man muss sie nur einüben.

Wer unnötige Gedanken ignoriert, erreicht sein Ziel eher

Eine simple Frage hilft oft weiter: Was will ich errei-chen – und wie schaffe ich das? Zum Beispiel im Job: Wenn ich überlege, was alles schiefgehen kann und warum ich den Posten sowieso nicht bekomme, wird es eh nichts. Schlechte Stimmung habe ich obendrein. Räume ich die Selbstblockaden jedoch beiseite und versuche, mich nicht von unnützen Gedanken ablenken zu lassen, steigen die Chancen, dass es tatsächlich klappt.

Sätze wie »Ich bin ein Versager«, »Ich werde mein Le-ben lang allein bleiben« oder »Das schaffe ich sowieso nicht«, sollte man aus seinem Denken und Sprachgebrauch streichen. Das hat nichts mit rosaroter Brille zu tun, son-dern damit, dass eine negative Selbsteinschätzung ein be-quemer Weg ist, sich erst gar nicht mit dem zu beschäfti-gen, was man tatsächlich ändern kann.

Zum Beispiel beim Sport oder bei der Figur: Wenn ich mir ständig einrede, dass ich zu unsportlich und zu dick bin, werde ich jedes Trainingsprogramm und jede Diät gleich nach dem ersten Rückschlag aufgeben. Dabeiblei-ben, sich Zwischenziele setzen, durchhalten und sich nicht selbst schlechtmachen führt eher zum Ziel.

Pläne sind hilfreich, wenn Ideen für die Umsetzung da sind

Pläne helfen dabei, sich auf etwas zu freuen, das man erreichen will. Auf das man hinarbeiten kann. Es ist allerdings schwer, einen Plan zu erfüllen, wenn man nur das Ziel vor Augen hat und nicht den Weg dorthin. Insofern geht es auch darum, sich nicht nur das Was zu überlegen, sondern auch das Wie. Also nicht nur 15 Kilogramm abnehmen zu wollen, sondern auch eine Idee zu haben, wie man das auf realistische Weise erreichen kann und wie es in den Alltag passt. Manchmal ist es dazu hilfreich, sich vorzustellen, was man in zehn oder 20 Jahren sein möchte – beruflich, privat oder auch körperlich. Das hilft, sich geeignete Wege dahin zu überlegen.

Ausreden keine Chance geben

Wer allein joggen geht, hat keine großen Nachteile, wenn er seine Trainingsrunde ausfallen lässt. Bei der Verabredung mit einem Freund steht man hingegen dumm da, wenn der Partner vergeblich in Laufschuhen wartet. Wenn man zusätzlich ausmacht, für jeden verpassten Termin zehn Euro zu zahlen oder 20 Sit-ups zu machen, sind die Nachteile noch größer.

Bei solchen Regelungen geht es nicht ums Bestrafen, sondern darum, sich Ausreden und Versäumnisse ein bisschen schwerer zu machen. Wenn man seinen Plan durchhalten möchte, tut man sich leichter, wenn es kleine Zwänge und Hürden gibt, die es verhindern, den Termin einfach ausfallen zu lassen oder zu verschieben.

Erkennen, womit man sich das Leben selbst schwermacht

Der Mensch ist ein Meister der Ausreden. Man sollte sich selbst auf die Schliche kommen und die Muster seiner Ausreden entschlüsseln. Irgendwas ist schließlich immer, irgendwas kommt immer dazwischen.

Joggen? Noch zu kalt! Schon zu heiß! Zu spät am Abend! Zu früh nach dem Essen! Zu erschöpft nach der Arbeit! Noch nicht wach genug am Morgen! Die falschen Schuhe! Die falsche Kleidung! Und erst die Hunde!

Abnehmen? Ab morgen. Man muss sich ja nicht alles versagen. Langsam anfangen. Erst im Sommer beginnen, dann kann man sich parallel zur Diät mehr bewegen. Und außerdem: Ich brauche die kleinen Leckereien zwischendurch, sonst ist man ja kein Mensch mehr.

Wer erkennt, wie er seine Pläne immer wieder zunichtemacht und Gründe findet, etwas *nicht* zu tun, ist auf einem guten Wege. Nicht böse auf sich selbst sein, sondern liebevoll schmunzelnd erkennen, wie man sich selbst immer wieder im Weg steht. Dann fällt es leichter, die Ausreden elegant zu umgehen.

Strategien gegen den Schmerz – die richtige Einstellung hilft

Bessere Stimmung trägt dazu bei, körperliche Qualen weniger stark zu empfinden. Die Kraft positiver Gedanken kann Schmerzen so sehr lindern wie eine Dosis Morphin. Stellt man sich hingegen auf heftige Schmerzen ein, empfindet man sie stärker, als wenn sie den Körper unvorbereitet heimsuchen. Die Intensität unangenehmer Empfindungen wird entscheidend davon beeinflusst, welches Ausmaß an Schmerzen erwartet wird.

Fast alle Menschen sind empfindlich für Schmerzen. Wie sehr, hängt aber von vielen Faktoren ab. Für die Wahrnehmung von Schmerz ist es wichtig, in welcher psychischen Verfassung er erlebt wird, das heißt, welche Gefühle ihn begleiten. Die Hirnregionen, in denen Schmerzen und Gefühle verarbeitet werden, sind eng miteinander verknüpft. Wie intensiv Schmerz empfunden wird, hängt deshalb von der Erwartungshaltung ab. Wer nach einer durchzechten Nacht eine Schmerztablette schluckt, spürt sofort Linderung – auch wenn die Arznei ihre Wirkung noch nicht entfaltet hat.

Spritzen werden erträglicher, wenn man hinsieht

M an sollte der Bedrohung ins Auge sehen. Das dämpft den Schmerz und macht den Einstich einer Spritze erträglicher. Den eigenen Körper anzuschauen lindert die Pein. Umgekehrt drückt Wegsehen aus, dass man sich schwächer fühlt und es nicht aushält – entsprechend heftiger wirkt der Schmerz.

Beim Arzt kommt es immer wieder zu ähnlichen Szenen: Der Patient tritt dem Doktor angespannt entgegen. In banger Erwartung der Impfung, Infusion oder Blutentnahme wenden viele Patienten den Blick ab, bevor der Arzt zusticht. Doch statt Bücherregale anzustarren, während sich die Nadel durch die Haut bohrt, sollte der Blick auf den Einstich gerichtet werden. Wer seine Hand ansieht, während er mit Hitzereizen gepeinigt wird, hält drei Grad höhere Temperaturen aus als Menschen, die neutrale Gegenstände anschauen. Kindern wird beim Arzt meist geraten wegzuschauen, wenn sie eine Spritze bekommen. Stattdessen sollten sie auf ihren Arm schauen und sich vorher nicht die Spritze ansehen. Motto: »Guck hin beim Stich, guck weg, wenn Blut in die Spritze läuft.«

Wie intensiv Schmerz empfunden wird, hängt von der Stimmung ab. Angst und Niedergeschlagenheit verstärken Schmerzen, Zufriedenheit und Ablenkung dämpfen sie. Wenn ich bei der Spritze hinsehe, heißt das ja auch, ich bin stark genug, es auszuhalten. Das Gefühl von Kontrolle und die Aufmerksamkeit für den eigenen Körper lindern den Schmerz.

Sich nicht geschlagen geben

Eine veränderte Einstellung zum Leid kann mehr bewirken als manche Tablette. Der Körper funktioniert nach einem einfachen Prinzip: Wer nicht mehr mit einer Verbesserung seines Zustandes rechnet, kann auch nicht mehr damit rechnen. Wenn der Geist aufgibt, kann sich der Körper nicht mehr regenerieren. Denn eine Behandlung oder ein therapeutisches Gespräch sind nicht die einzigen Auslöser, die zu einer Wirkung führen. Zwischen Ursache und Wirkung gibt es noch die Bedeutung, die der Patient dem ärztlichen Bemühen oder auch dem eigenen Verhalten beimisst. Sieht er jede Therapie und jede Übung von vornherein als vergebens an, wird sich kaum ein Therapieerfolg einstellen.

Erstaunlicherweise wirkt sich die Art, wie Menschen ihr Leiden verarbeiten und damit umgehen, am stärksten auf die Prognose ihrer Schmerzen aus. Wer sich passiv verhält und Körperhaltungen einnimmt, in denen er Schmerzen intensiv verspürt, bekommt immer mehr Beschwerden. Eine weitere Einstellung, die den Krankheitsverlauf verschlimmert, wird als »Katastrophisieren« bezeichnet: »Das bringt sowieso nichts« und »Es wird von Tag zu Tag schlimmer«, sind typische Äußerungen von Menschen, die sich kraft- und mutlos in ihr scheinbar unabänderliches Schicksal fügen. Dabei haben sie das größtenteils selbst in der Hand.

Strategien gegen das Vergessen

Ständige Forderung und vielfältige Aufgaben beugen dem Abbau des Gehirns vor. Negative Belastungen wie Stress oder Angst beschleunigen hingegen den Untergang von Nervenzellen. Dies liegt an erhöhten Konzentrationen der Hormone Adrenalin und Cortisol im Blut – beides Stresshormone, die bei Belastung und Aufregung abgegeben werden und dem Gehirn nicht guttun.

Menschen, die sich wenig gestresst fühlen, schneiden in Gedächtnistests und Erinnerungsübungen besser ab als jene, die ständig unter Strom stehen. Es gilt: »Use it or lose it«, gebrauche dein Gehirn, sonst verlierst du es. Gehirnjogging und andere geistige Anregungen zögern daher hinaus, dass die Gedächtnisleistung im Alter nachlässt. Kommunikation stimuliert das Erinnerungsvermögen. Zudem trägt die Zufriedenheit bei gemeinsamen Aktivitäten dazu bei, dass die Gedächtniszentren im Gehirn nicht so schnell abbauen. Sicher verhindern kann man zunehmende Vergesslichkeit allerdings nicht.

Bewegung steigert ebenfalls die Gehirnfunktion und zögert die Demenz hinaus. Wer körperlich aktiv ist, erhöht die Durchblutung im Gehirn und fordert sich auf andere Weise: Bewegung stärkt Koordination und Gleichgewichtssinn, zudem werden alle Sinne stimuliert. All dies regt das Gehirn an: Nervenzellen bleiben länger am Leben und die Erinnerung lässt nicht so schnell nach. Ruhe und Entspannung tragen dazu bei, das Gehirn zu schonen und das Gedächtnis zu erhalten. Erholsamer Schlaf tut dem Gehirn gut. Denken und Gedächtnis werden im Schlaf sortiert und geordnet.

Zuwendung stimuliert die Gehirnentwicklung

Bekommen Kinder früh viel Zuwendung, entwickeln sie sich schneller und umfassender. Kleinkinder registrieren mehr, als ihnen die meisten zutrauen. Je mehr Zuwendung Eltern einem Kind schenken, desto aufnahmefähiger wird es. Dann lernt es früher sprechen und entwickelt rascher soziale Kompetenzen. Haben Eltern und Kinder eine frühzeitig gepflegte liebevolle stabile Beziehung, macht das die Kinder später widerstandsfähig gegen Stress und begünstigt zudem einen gleichmäßigen Herzrhythmus, der sie Jahrzehnte später weniger anfällig für Infarkte macht.

Eine frühe, enge und warmherzige Bindung kann auf Dauer psychische Stabilität verleihen. Kinder, die im achten Lebensmonat besonders fürsorglich behandelt werden, profitieren noch 30 Jahre später davon und sind zeitlebens weniger anfällig für Stress und Depressionen. Wer besonders liebevoll betreut wird, klagt im mittleren Alter über weniger Ängste, ist seltener feindselig und aggressiv und kann besser mit Belastungen umgehen.

Im Alter wirkt Zuwendung und Nähe ebenfalls stabilisierend auf das Gehirn. Haben Senioren Verantwortung für andere Menschen und leben in Gemeinschaft, bleiben sie länger geistig rege und bekommen – wenn überhaupt – erst später eine Demenz.

Zu einer eigenen Vorstellung von Gesundheit finden

Was verstehen wir unter Gesundheit und was ist uns daran wichtig? Ein französischer Chirurg hat Gesundheit als »Schweigen der Organe« bezeichnet, für den Philosophen Hans-Georg Gadamer war es besonders die Selbstvergessenheit, die den Zustand der Gesundheit (wie auch des Glücks und der Liebe) kennzeichnete. Zufrieden mit seiner Gesundheit zu sein kann vieles bedeuten: 100 Kilo Gewicht heben, einen Kilometer unter fünf Minuten laufen zu können oder eine Model-Figur zu haben. Nach der Hüftoperation wieder die Treppe bis zum dritten Stockwerk zu nehmen oder trotz Diabetes einen normalen Alltag zu haben. Sich darüber klarzuwerden, welche Ansprüche und Wünsche man an die eigene Gesundheit hat, ist gesund, weil es dabei hilft, sich von falschen Zielen oder überzogenen Erwartungen zu verabschieden.

Sich selbst über den Kopf streicheln baut auf

Wir sind emotional stärker und schützen uns besser gegen Verletzungen, wenn wir mitfühlend mit uns umgehen, Fehler zugeben und uns vergeben und verzeihen – und dabei mindestens so viel Anteilnahme für uns aufbringen wie im Idealfall für andere. Sich selbst Mut zu-zusprechen und aufzurichten fühlt sich ungewohnt an, aber es lohnt sich.

In den meisten Kulturen wird Wert darauf gelegt, an-teilnehmend, verständnisvoll und gütig gegenüber Freun-den, Verwandten und anderen Menschen zu sein, wenn es ihnen schlechtgeht. Die nach innen gerichtete Haltung des Selbstmitgefühls wird aber von den meisten Menschen vernachlässigt oder als egoistisch eingeschätzt. Manche Menschen empfinden mehr Mitgefühl mit Fremden als mit sich selbst.

Sich selbst über den Kopf streicheln oder in den Arm nehmen mag komisch aussehen. Im übertragenen Sinne funktioniert es aber. Trotzdem: Wer tröstet sich schon selbst, steht sich versöhnlich zur Seite und hat Verständnis für eigene Schwächen und Fehler? Typisch in unserem Kulturkreis sind Zermarterung und unerbittliche Selbst-vorwürfe. Man ist hart zu sich selbst, verzeiht sich keinen Fehler – das müssen andere gar nicht übernehmen. Man erwartet schließlich viel von sich, möchte sich ständig opti-mieren. Dieser selbstentfachte Druck ist unerträglich. Ihm zu entgehen klappt vorzüglich, wenn man sich so an-nimmt, wie man ist.

Der Besuch beim Friseur
tut vielfach gut

Es ist so schön, sich den Kopf massieren zu lassen. Es tut so gut. Ab und zu muss man auch mal etwas für sich tun und sich verwöhnen lassen. Das sind die häufigsten Sätze von Frauen, denen ein Friseurtermin bevorsteht. Der Hauptgrund für den Friseurbesuch ist allerdings ein anderer, als sich die Haare um ein paar Millimeter kürzen zu lassen.

Es ist ganz einfach: Beim Coiffeur widmen sich zumeist junge Männer dem Körper von Frauen und verschaffen ihnen grandiose Gefühle. Sie beschränken sich dabei auf einen ebenso unverfänglichen wie hochsensiblen Teil des Körpers. Sie waschen behutsam die Haare, massieren sanft die Kopfhaut. Für diese Verrichtungen wird keinerlei erotische Gegenleistung verlangt, wenn der Mann einer Frau aufmerksam und behutsam im Gesicht, Nacken und in den Haaren herumfuhrwerkt. Körperliche Nähe als reine Wohltat, ohne etwas dafür geben zu müssen und ohne sexuell zu werden. Das ist beim Friseur möglich – und das sollte man durchaus genießen. Und das ist auch der Grund, warum es auf die Frisur nicht immer ankommt.

Der Kopf ist rund, damit das Denken die Richtung wechseln kann

An eine Heilwirkung zu glauben hilft. Zu wissen, dass diese spezielle Therapie oder jene Untersuchung hilfreich sind, ist noch wirksamer. Doch obgleich Forscher seit Jahren Ergebnisse zu objektivieren versuchen, wiegt in Gesundheitsfragen die persönliche Erfahrung schwerer als die Beweislage. Egal ob es um Früherkennung auf Krebs geht, um Impfungen, Homöopathie, Akupunktur oder esoterische Verfahren – die eigene Anschauung übertrumpft häufig alle Sachargumente. Zudem steigt der vermutete Erfolg mit dem eigenen Einsatz: Wenn man sich anstrengt und hohe Kosten auf sich nimmt, muss die Wirkung doch größer sein. Placeboforscher wissen, dass teure Mittel besser wirken als billige – auch wenn in beiden Traubenzucker enthalten ist.

Ist der Glaube an die Wirkung ausgeprägt, lässt man sich nur ungern von seiner Überzeugung abbringen. Aufklärung kann trotzdem zu erstaunlichen Einsichten führen. Es geht nicht darum, liebgewonnene Weltbilder zu zerstören. Aber es ist aufrichtiger und hilfreicher, kurzfristig Hoffnungen zu enttäuschen, als dauerhaft falschen Gewissheiten anzuhängen.

Leidenschaften haben und
Hobbys pflegen

Es ist gut, für etwas zu brennen. Dabei geht es nicht um Erfolge oder Rekorde, sondern um den Spaß im Chor, in der Schachgruppe, beim Altherrenfußball oder im gemeinnützigen Verein. Kommt wie beim Sport die Bewegung hinzu, umso besser. Mindestens so wichtig sind aber der soziale Austausch und die emotionale Beteiligung. Ganz bei der Sache zu sein steckt nicht nur die anderen an, sondern ist auch befreiend und beglückend und ein idealer Ausgleich für berufliche oder private Belastungen.

Nichts spricht übrigens dagegen, auch mit 50 oder 60 noch mit einem neuen Hobby zu beginnen und in den Karate-Club, die Modellfluggruppe oder eine Band einzutreten. Die Interessen verändern sich mit zunehmendem Alter, aber der Enthusiasmus gegenüber dem Neuen bleibt ungebrochen.

Alt werden ist nicht nur eine Frage der Gene

Die Lebensspanne ist nicht zwangsläufig genetisch vorgegeben, sondern man kann etwas dafür tun, dass man alt wird. Genetische Faktoren beeinflussen die Lebenserwartung nur zu 25 Prozent, Lebensumstände und Verhalten sind weitaus prägender. Zudem verfügt der Mensch nicht über ein Alters-Gen. Hunderte, wenn nicht Tausende Gene haben einen minimalen Anteil daran, wenn Menschen vor oder nach ihrer statistischen Lebenserwartung sterben. Der Rat des Arztes Oliver Wendell Holmes (1809-1894) an Menschen, die alt werden wollen, sich »per Anzeige um ein Paar Eltern zu bemühen, die aus einer langlebigen Familie stammen«, kann als überholt gelten.

In den vergangenen 170 Jahren ist die Lebensspanne in Ländern mit der höchsten Lebenserwartung in jeder Dekade um 2,5 Jahre gestiegen – das bedeutet jeden Tag um sechs Stunden. Kinder werden statistisch gesehen zehn Jahre älter als ihre Eltern, wenn diese mit 40 Nachwuchs bekommen. Im Alter werden die Damen aber wenig männliche Gesellschaft haben. Bis zum 60. Lebensjahr gibt es ähnlich viele Männer wie Frauen. Mit 80 kommen drei Frauen auf zwei Männer, mit 100 sind es sechs Frauen, die einem gleichaltrigen Mann gegenüberstehen. Paradoxerweise sind Männer im Alter jedoch gesünder als Frauen – die meisten Herren sterben aber früher. Dagegen kann man etwas tun, schicksalsgegeben ist das nicht.

Welcher Typ älter wird als der andere

Die Menschen werden nicht nur älter, sie bleiben auch länger gesund und selbständig. Viele von ihnen können bis ins hohe Alter ohne Hilfe auskommen. Die Gründe dafür sind vielfältig. Immer weniger Menschen müssen körperlich schwer arbeiten. Die Ernährung ist in den reichen Ländern besser geworden und die Zahl derer, die Sport treiben und auf ihre Gesundheit achten, nimmt zu. Forscher nennen diese Gruppe »Interventionisten«: Das sind zumeist Frauen, die nicht rauchen, wenig Alkohol trinken, gesund essen und wenig Stress haben. Dem stehen die »aktiven Bonvivants« gegenüber – stark übergewichtige, viel arbeitende und rauchende Männer. Auch die »Nihilisten«, korpulente Nichtsportler, die nichts für ihre Gesundheit tun, vermasseln die Statistik ein wenig.

Insgesamt führen Änderungen der Lebensführung und Fortschritte der Medizin dazu, dass die Menschen immer länger leben. Die 75-Jährigen heute gelten als so leistungsfähig, wie es die 65-Jährigen vor 30 Jahren waren. Das macht zehn Jahre mehr in der Lebenserwartung aus.

Die Differenz in der Lebenserwartung zwischen den Geschlechtern wird immer kleiner. In den 1970ern betrug sie sieben Jahre, 1993 waren es 6,5, mittlerweile sind es nur noch fünf Jahre. Unterschiede im Arbeits-, Freizeit- und Ernährungsverhalten zwischen Mann und Frau werden geringer. Aus Klöstern weiß man jedoch, dass die Angleichung biologische Grenzen hat. Auch wenn ihr Tagesablauf ähnlich ist, leben Nonnen ein Jahr länger als Mönche.

Erfolg macht langlebig

Erfolg begünstigt ein langes Leben, zumindest bei Schauspielern. Das zeigt sich darin, dass Preisgewinne die Lebenszeit verlängern. In einer Untersuchung mit mehr als 1600 Schauspielern zeigte sich, dass Oscar-Preisträger durchschnittlich 79,7 Jahre alt wurden, während es die nicht ausgezeichneten Kollegen nur auf 75,8 Jahre brachten. Unter denen, die nominiert waren, den Preis aber nicht bekamen, gab es hingegen keine positive Auswirkung auf die Lebensdauer.

Wer den Oscar zweimal bekam, wurde sogar durchschnittlich sechs Jahre älter als die Kollegen. Nach oben sind kaum Grenzen gesetzt: Katherine Hepburn wurde viermal ausgezeichnet und ist 94 Jahre geworden. Anthony Quinn, zweimal ausgezeichnet, ist mit 86 gestorben. Der sechsmalige Oscar-Preisträger Billy Wilder wurde noch älter. Er starb mit 96 Jahren.

Erste Anzeichen des Alters
mit Humor nehmen

Typische Alterungsphänomene sind kein Grund zu verzagen. Man kann es mit Humor nehmen, wenn immer öfter im Freundeskreis zu hören ist, dass jemand keinen Weißwein mehr verträgt. Wegen der Säure. Oder keinen Rotwein. Der steigt zu Kopf und verursacht leichte Übelkeit. Und dass es nicht mehr geht, bis drei Uhr morgens zu feiern und am nächsten Morgen trotzdem fit zu sein. Lieber vor elf ins Bett kommen. Nichts mehr essen vor der Nachtruhe, das bekommt nicht und bereitet Alpträume. Und ja, wenn alle durcheinanderreden, ist es manchmal schwer, seinen Gesprächspartner zu verstehen bei den vielen Hintergrundgeräuschen. Dann werden auch noch die Arme zu kurz, um das Buch oder die Zeitung so weit entfernt zu halten, dass man sie noch lesen kann – die Lesebrille muss her.

Es gibt die Selbsterkenntnis, dass man wohl bereits tot sein muss, wenn man jenseits der 40 ist und morgens beim Aufwachen keinerlei Beschwerden hat. Das ist jedoch kein Grund zum Klagen. Die 65-Jährigen der gegenwärtigen Generation sind so fit wie vor 40 Jahren die 55-Jährigen. Der körperliche wie seelische Zustand der meisten Menschen in den wohlhabenden Ländern war in mittlerem und höherem Alter noch nie so gut wie heute.

Wer sich jung fühlt, lebt auch länger

Man ist nur so alt, wie man sich fühlt. Dies ist nicht nur ein abgedroschener Spruch: Wer sich jünger fühlt, lebt tatsächlich länger. In einer großen Studie wurden 6500 Senioren im Alter von 66 Jahren gefragt, wie alt sie sich fühlten. Mehr als zwei Drittel der Probanden schätzten sich mindestens drei Jahre jünger ein, als sie waren. Von ihnen starben in den folgenden acht Jahren 14,3 Prozent. Unter den Teilnehmern, die sich so alt fühlten, wie sie waren, erlebten hingegen 18,5 Prozent das Ende der Studie nicht. Von den Teilnehmern, die sich für mindestens ein Jahr älter hielten, starben 24,6 Prozent in den kommenden acht Jahren.

Das Gefühl, das Leben im Griff zu haben, und der Wille, unter Jüngeren zu leben und mit ihnen mitzuhalten, ist neben stärkeren Widerstandskräften einer der Gründe. Das gefühlte Alter, das man sich zuschreibt, beeinflusst die Alterungsvorgänge positiv. Wenn die Selbsteinschätzung, jünger zu sein, sich nicht nur gut anfühlt, sondern auch dazu beiträgt, länger zu leben – umso besser.

Mit positiver Laune länger leben

Eine positive Lebenseinstellung bewahrt vor vorzeitigem Tod. Während einer achtjährigen Studie starben von den optimistischen Frauen 14 Prozent weniger als der Durchschnitt. Wer zynisch und feindselig war, hatte hingegen ein um 16 Prozent erhöhtes Risiko, im Verlauf der Studie zu sterben. Es ist ein Teufelskreis: Wenn man böse in die Welt schaut, schaut die Welt irgendwann böse zurück. Wer negativ ist, auf den reagieren die Leute negativ, und ihm widerfährt tatsächlich Garstiges. Zufrieden lebt es sich nicht nur leichter, sondern auch länger und gesünder. Gemeint ist nicht oberflächliche oder gespielte Zuversicht, sondern eine zugewandte und von Vertrauen geprägte Lebenseinstellung.

Die Innenwand der Gefäße ist bei Pessimisten früher und stärker verdickt und verengt. Bei Optimisten bleibt sie nahezu unverändert. In engen, verdickten Adern lagern sich leichter Zellreste, Cholesterinkristalle und Gerinnsel an. Sie verstopfen eher – geschieht dies am Herzen oder im Hirn, kommt es zum Infarkt beziehungsweise Schlaganfall. Eine weitere naheliegende Erklärung für diese Befunde könnte auch sein, dass Optimisten mehr auf sich achten. Weil sie sich gesundheitsbewusster verhalten, besser ernähren und mehr bewegen, bleiben ihre Adern länger elastisch. Dies ist aber nicht der Grund für weichere Blutgefäße. Denn bei ähnlichem Lebensstil und vergleichbarem Gesundheitsverhalten machen die Arterien von Optimisten nicht so schnell dicht wie die von Pessimisten.

Zufriedenheit ist zum großen Teil Übungssache

Stimmungen sind eine Frage der Gewohnheit und des Trainings. Wer oft zufrieden und glücklich ist, wird immer öfter zufrieden und glücklich sein und diesen Zustand leichter erreichen. Wer missmutig und unzufrieden in die Welt schaut, wird es hingegen lange bleiben und immer wieder in trübe Stimmung verfallen.

Leib und Seele reagieren auf Erlebnisse und Erfahrungen. Der Organismus passt sich an und lernt Neues. Der Körper ist empfänglich für Hochgefühle wie für Abstürze. Wiederholen sich glückliche Momente, prägen sich positive Signale ein, so wie die Muskeln eines Sportlers mit der Zeit kraftvoller werden. Sind die Nervenbahnen, auf denen Zufriedenheit und Freude weitergeleitet werden, oft in Gebrauch und rasen Moleküle und Glückshormone häufig ihrem Bestimmungsort entgegen, verbreitern sich die »positiven« Nervenbahnen, und die Zentren für Lustgewinn und Überschwang im Gehirn und anderswo werden größer.

Wie sich die Wege des Glücks verändern, ist mit einem interaktiven Stadtplan zu vergleichen, der zurückgemeldet bekommt, wie viel Verkehr unterwegs ist, und sich anpasst. Anfangs sind die Straßen, auf denen frohe Botschaften verkündet werden, womöglich schmal. Je öfter sie befahren – das heißt bei Nervenbahnen: benutzt – werden, desto besser entwickeln sie sich. Man kann die Wege der guten Gefühle bahnen und ihnen auf die Sprünge helfen, so dass sie zu prachtvollen Alleen werden. Es dauert eine Weile, aber es lohnt sich.

Die richtige Anspannung

Für Erfolg bei Auftritten oder im Wettkampf ist neben optimaler Vorbereitung vor allem das richtige Maß Anspannung nötig. Die Performance ist bei einem mittleren Grad der Erregung am besten. Dies gilt nicht nur für Sportler, sondern auch für Schauspieler, Entertainer, Musiker und andere Künstler, die auf der Bühne stehen und auch nach Jahren noch – zu Recht – Lampenfieber bekommen.

Ist die Anspannung zu gering und kein bisschen Aufregung vorhanden, können Leistungsreserven nicht vollständig mobilisiert werden. Zu viel Nervosität verhindert es hingegen, flexibel auf unterschiedliche Anforderungen zu reagieren – man verkrampft. Lampenfieber in Maßen ist förderlich, weil so die Aufmerksamkeit größer wird und man tatkräftiger agieren kann. Nicht nur mental, auch körperlich ist diese Stressreaktion sinnvoll.

Nerven schonen: spätestens alle 90 Minuten eine Pause einlegen

Wer konzentriert arbeitet, schreibt, denkt, braucht spätestens nach eineinhalb Stunden eine Pause, am besten von zehn oder 15 Minuten. Nach 90 Minuten fällt die Leistungsfähigkeit der Nerven ab, und die Vernetzungsgeschwindigkeit lässt nach. Bei manchen Menschen beginnt der Leistungsabfall schon deutlich früher, trotzdem arbeiten viele weitaus länger und werden immer ineffektiver. Während in der Schule regelmäßig Pausen vorgesehen sind – und nach 90 Minuten eine längere Unterbrechung von 15 oder 20 Minuten –, werden die physiologischen Leistungskurven in der Arbeitswelt kaum berücksichtigt. Konferenzen sollten nie länger als eineinhalb Stunden dauern. Je länger sie dauern, desto weniger bringen die Meetings. Wer es selbst steuern kann, sollte seine Arbeit konzentriert angehen, aber nach spätestens 90 Minuten unterbrechen. Nicht aus Bequemlichkeit, sondern weil man sich danach erholter, frischer und kreativer fühlt.

Der Zahnpasta-Konflikt:
Marotten der anderen ertragen

Trivialitäten des Alltags können jede Liebesbeziehung zermürben – allerdings nur, wenn man ihnen genügend Raum gibt und sich ständig darüber aufregt. Es ist der Klassiker der Beziehung: die verschmierte oder nicht richtig verschlossene Zahnpastatube. Der Ärger darüber steht dafür, sich mit den Macken des anderen nicht abfinden zu wollen. Mit den liegen gelassenen Socken. Mit dem Chaos in der Küche. Wenn man sich über diese Eigenheiten häufig aufregt, kann man sich zuverlässig das Leben und die Liebe vermiesen.

Doch statt sich über diese unwichtigen Details zu ärgern, sollte man sich lieber auf das große Ganze, das heißt: auf die Beziehung konzentrieren. Das Leben besteht eben NICHT aus Kleinigkeiten, sondern aus einem großen Topf voller Zuneigung, die das Paar hat zusammenkommen lassen.

Wer sich daran erinnert und ein bisschen Gelassenheit probt, tut sich und der Beziehung etwas Gutes: So kann man sich beispielsweise darüber freuen, dass das Badezimmer geputzt worden ist, statt darüber zu nörgeln, dass der falsche Wischlappen benutzt wurde. Oder dass neue Zahnpasta besorgt wurde – auch wenn die Tube nach dem Benutzen mal wieder offen bleibt.

Regelmäßige Saunabesuche halten gesund

Regelmäßige Saunagänge, am besten mehrmals pro Woche, regen Herz und Kreislauf an und lassen die Menschen länger leben. Im Vergleich zu jenen, die nur einmal pro Woche eine Sauna aufsuchen, haben Menschen, die sich vier- bis siebenmal pro Woche eine Auszeit zum Schwitzen nehmen, weniger Herzprobleme. Wer es zwei- oder dreimal wöchentlich in die Sauna schafft, leidet ebenfalls seltener am Herzen.

Männer, die länger als 19 Minuten pro Saunatag in der Schwitzhütte verweilen, haben am seltensten Herzbeschwerden. Zwischen elf und 19 Minuten sind ebenfalls günstig für das Herz, unter elf Minuten ist der Effekt am geringsten. Bei mäßigen Saunabesuchen steigt der Puls auf 100 Schläge in der Minute, bei intensiven Sitzungen geht er bis 150 rauf. Das ist vergleichbar mit gering- bis mittelgradigem Ausdauersport und könnte die günstigen Auswirkungen auf das Herz erklären.

Warum Menschen, die oft in die Sauna gehen, länger leben und seltener krank werden, ist noch nicht im Detail geklärt. Vielleicht ist es die Hitze, vielleicht auch die Entspannung und die Gemeinschaft mit Gleichgesinnten, vielleicht aber auch der Luxus, überhaupt so viel Zeit zu haben, dass man immer wieder in die Sauna gehen kann.

Einmal am Tag außer Atem kommen und schwitzen

Die meisten Menschen verbringen 22 von 24 Stunden des Tages sitzend oder liegend. Sich zu bewegen tut gut, dabei zwischendurch außer Atem zu kommen und zu schwitzen ist noch besser. Der Stoffwechsel wird auf diese Weise angeregt, die Blutgefäße bleiben elastischer – und in der Folge kommen Herzinfarkt, Schlaganfall und Diabetes seltener vor. Bewegung beugt sogar Depressionen vor, weil sie die Stimmung hebt. Und im Alter konserviert sie die graue Substanz. Diejenigen Senioren bleiben länger geistig fit, die sich regelmäßig bewegen.

Schon fünf bis zehn Minuten am Tag außer Atem zu geraten, senkt die genannten Gesundheitsrisiken erheblich. Noch besser ist es, wenn eine Viertelstunde täglich daraus wird. Dabei geht es nicht um Rekorde. Zügig zu gehen, radeln, laufen, schwimmen oder rudern sind dazu geeignet, uns in Wallung und den Körper auf Trab zu bringen.

Schweiß kühlt nur dann richtig, wenn man ihn verdunsten lässt

Schweiß ist ein ideales Kühlsystem – wer ihn gleich wegwischt, bringt sich um die Wirkung. Ohne Schweißdrüsen müssten wir uns mit der Zunge Abkühlung verschaffen und hecheln wie Hunde und Katzen, die nur auf den Ballen ihrer Pfoten über ein paar Schweißdrüsen verfügen. Allerdings kühlt nur der Schweiß, der auf der Haut bleibt und genügend Zeit zum Verdunsten hat. Die nötige Energie wird dem Körper in Form von Wärme entzogen – er kühlt ab. Tropft der Schweiß hingegen hinunter oder wird sofort weggewischt, ist die Kühlleistung minimal.

Intensive Sonnenbestrahlung meiden lässt die Haut länger leben

Natürlich ist frische Luft gut und gesund. Und Sonne sogar lebenswichtig für den Organismus, besonders für die Knochen. Wer einen mittleren bis hellen Hauttyp hat, sollte jedoch nicht mutwillig und stundenlang in die Sonne gehen. Sonnenbrände und ein langer Aufenthalt in der Sonne erhöhen das Risiko für Hautkrebs. Und ein junger Mensch mag gebräunt zwar attraktiv aussehen, mit zunehmendem Alter wirkt immer wieder gebräunte Haut jedoch alt, verbraucht und ledrig.

Solarien sind noch schlimmer als zu langes Sonnenbaden. Die Zusammensetzung des künstlichen Lichts schadet der Haut viel mehr als die natürliche Sonne. Die Gesundheitsgefahren durch den Aufenthalt unter Sonnenbänken sind inzwischen hinlänglich dokumentiert. Deswegen ist der Besuch von Sonnenstudios in den meisten Ländern auch für Unter-18-Jährige untersagt.

Auf viel Sonnencreme kommt es an, nicht auf den Lichtschutzfaktor

Sonnencreme sollte dick aufgetragen werden, um gut zu schützen. Das ist nicht die Botschaft der Hersteller und der Werbeindustrie, sondern die Erkenntnis von Hautärzten. Wer Sonnencreme mit Lichtschutzfaktor 5 oder 10 dick genug aufträgt, kann auch an Mittelmeerstränden auf die zumeist viel teureren Cremes mit Lichtschutzfaktor 30 oder 50 verzichten und wird keinen Sonnenbrand bekommen. Als Faustregel gilt, Creme auf die Innenseite des Zeigefingers zu verteilen und diese Menge sowohl für jeden Arm, wie für jedes Bein, den Kopf, die Vorderseite des Rumpfes und den Rücken zu verwenden. Und dabei nicht die zumeist weniger beachteten Stellen des Körpers vergessen, wie die Ohren oder den Fußrücken.

Abwarten und Tee trinken:
Warme Gegenstände und Getränke stimmen milde

Wärme löst warmherzige Gefühle aus, macht freundlicher und milder. Das gilt selbst dann, wenn man nur für kurze Zeit einen Tee oder Kaffee in der Hand hat. Menschen, die für einen Moment ein warmes Getränk halten, beschreiben eine Situation deutlich positiver als jene, die ein kaltes Getränk tragen. Sie beurteilen andere Menschen milder und sehen eher über Schwächen hinweg.

Um wie viel freundlicher und verständnisvoller wären etliche Menschen, wenn sie öfter Tee oder ein anderes Warmgetränk halten würden und die physikalische Wärme zu innerer Warmherzigkeit führte. Natürlich wird aus einem Grobian nicht ein verständnisvoller Zeitgenosse, nur weil er einen grünen Tee in der Hand hat. Aber wenn ein Stoffel einen warmen Gegenstand berührt, wird er ein angenehmerer Mitmensch. Zudem werden Kränkungen leichter verarbeitet, wenn warmherzige Gefühle entstehen – und sei es mit Hilfe eines Heißgetränks in der Hand.

Einander anfassen begünstigt die Entwicklung

In jeder Phase des Lebens sind Menschen auf Nähe angewiesen, auf Miteinander und Kontakt. Es gehört zu den elementaren Bedürfnissen, beachtet, wahrgenommen und angefasst zu werden. Ohne dieses Miteinander können wir nicht leben. Neugeborene und Kleinkinder gehen ein, wenn sie nicht genügend Zuwendung und Zärtlichkeit bekommen, egal wie gut sie ansonsten versorgt werden. Sie verdorren. Ohne Nähe und Körperkontakt fehlen ihnen zuverlässige Bindungen.

Zudem bleibt die körperliche Entwicklung von Kindern zurück, und sie wachsen nicht, wenn sie nicht angefasst und angesprochen werden. Sie verkümmern und sind anfällig für Krankheiten, weil Berührung, Augenkontakt, körperliche Nähe essenziell zum Aufbau des Immunsystems beitragen. Ihr Körper bekommt das Signal: Wofür lohnt es sich, zu wachsen und sich zu entwickeln, wenn niemand auf mich reagiert? Auch als Jugendliche und Erwachsene sind wir vom Austausch mit anderen abhängig. Wer nicht in Kontakt mit seinen Mitmenschen tritt, wer nicht berührt wird und sich nicht berühren lässt, droht zu verwelken. Ohne Nähe und gelegentliche Berührungen spüren wir das Leben nicht mehr, vereinsamen und werden uns und anderen fremd. Das ist wie ein inneres Absterben, seelisch und körperlich, und es geht mit dem elenden Gefühl einher, von allem ausgeschlossen zu sein. Wie groß ist im Gegensatz dazu der Unterschied zu der Hochstimmung, die ein gutgemeintes und angenehm empfundenes Miteinander auszulösen vermag.

Sich wohl in seiner Haut fühlen – und dafür sorgen, dass es so bleibt

Es ist nicht nur psychisch wohltuend, sondern auch ein Labsal für den Körper, wenn man feinfühlig mit sich selbst umgeht und darauf achtet, gut zu sich zu sein. Dieses Selbstmitgefühl hat schützenden und stärkenden Einfluss auf den Körper, die Organe, das Abwehrsystem.

Die Haltung hat wenig mit Selbstwertgefühl zu tun, sondern mit Mitgefühl gegenüber sich selbst. Selbstwertgefühl kommt kaum ohne bewertende Kriterien aus, zu denen eben auch gehört, wie attraktiv, schlau oder leistungsfähig man im Vergleich zu anderen ist. Zudem spielen Erfolg und Misserfolg eine Rolle für die Definition des Selbstwerts, und dieser schwankt oft beträchtlich, abhängig davon, wie man sich im Vergleich – genauer: in Konkurrenz – zu anderen sieht.

Das ständige Bemessen, Bewerten und Vergleichen geht zwangsläufig damit einher, sich selbst größer und andere kleiner zu machen. Es kann zu Angst und depressiven Verstimmungen führen, wenn man ständig befürchten muss, die gesteckten Ziele nicht zu erreichen und den Platz nur zu halten, aber nicht zu verbessern oder seinen Status wieder zu verlieren.

Selbstmitgefühl beruht hingegen auf dem Wissen, dass es gut ist, wie man ist – mit allen Macken und Fehlern. Um sich wertzuschätzen und gütig zu sich zu sein, muss man weder herausragend und erst recht nicht besser sein als andere.

Schutzkleidung kann Vorsicht nicht ersetzen

Auch Schutzkleidung schützt nicht vor Unfällen und Verletzungen. Man kann sich darin nicht absolut sicher fühlen und muss damit mindestens so vorsichtig sein wie ohne. Helme von Radfahrern und Skifahrern sind wichtig und schützen vor schweren Verletzungen. Es ist sinnvoll, sie zu tragen, und deshalb sind Helme unbedingt zu empfehlen. Aber leider stimmt eben auch: Andere Skifahrer und Verkehrsteilnehmer benehmen sich gegenüber Helmträgern rücksichtsloser und fahren aggressiver.

Was zum Schutz entwickelt wurde, hilft nicht immer, sondern geht manchmal sogar mit mehr Risiken einher. Abstandhalter für Fahrräder erfüllten beispielsweise nicht den beabsichtigten Zweck, die Teilnahme am Straßenverkehr für Radfahrer sicherer zu machen. Vielmehr fahren Autofahrer näher an jene Radler heran, die Abstandhalter angebracht haben – und Radfahrer schlängeln sich mit dem orangen Plastik riskanter durch den Verkehr. Beide Seiten verlassen sich auf die Wirkung des Signals und verhalten sich gefährlicher. Wer Schutz und Schutzkleidung trägt, handelt richtig – sollte sich aber ebenso behutsam und umsichtig verhalten, als ob er keine tragen würde.

Sex macht schöne Haut

Sex und Streicheleinheiten machen die Haut schön. Es ist allerdings nicht der Sex allein. Die Glückszustände und das befriedigende Gefühl, geschätzt und gestreichelt zu werden, schlagen sich positiv im Organismus nieder – und das zeigt sich besonders direkt an und auf der Haut. Streicheln, in den Arm genommen werden, Geborgenheit und angenehme Berührungen beruhigen und geben Geborgenheit. Das tut dem ganzen Körper gut, aber die Haut zeigt es besonders schnell.

Schöne Haut durch schöne Vorstellungen

An schöne, weiche Haut zu denken macht die Haut schöner und weicher. Die Menschen reagieren auf optische Reize, auf Stress oder andere Stimuli in vielfacher Hinsicht. Auch an der Haut zeigt sich das – im Guten wie im Schlechten. Wer gestresst, ängstlich oder aufgeregt ist, bekommt rote Flecken oder juckende Stellen. Wird über Läuse, Flöhe oder andere eklige Themen gesprochen, kratzen sich die Zuhörer besonders oft.

Ist hingegen von angenehmen Berührungen die Rede und von glatter, anmutiger, schöner Haut, kratzt sich kaum jemand, sondern man streichelt sich eher über die eigene Oberfläche. Es reicht die Phantasie: Menschen reagieren bereits auf die Vorstellung einer angenehmen Berührung oder schöner Haut positiv.

Die Haut in Ruhe lassen

Die Haut fühlt sich am wohlsten, wenn man sie in Ruhe lässt. Ständig kratzen, scheuern oder pulen verändert hingegen die Haut. Zu viel Pflege auch. Wer übertrieben reinlich ist, dessen Haut schuppt nicht nur leichter, ist gerötet und voller Ausschläge, sie infiziert sich auch eher mit Pilzen und Bakterien. Kontaktekzeme gedeihen besonders gut in Achselhöhlen, die regelmäßig rasiert und mit Lotionen, Cremes und Deos traktiert werden. Es gilt: Die Haut muss nur nach Bedarf gepflegt werden und nicht routinemäßig Tag für Tag.

Menschen, die sich selbst ständig berühren und ihre Haut bearbeiten, damit sie noch besser und perfekter aussieht, sind besonders gefährdet, Hautleiden zu bekommen. Als Periorale Dermatitis bezeichnen Ärzte das, was in der Umgangssprache »Stewardessenkrankheit« heißt. Sie entsteht besonders bei Frauen, die mehrmals täglich duschen und die Haut anschließend zu oft mit zu fetthaltigen Kosmetika abdecken.

Berührungen stärken und fördern die Entwicklung

Der Tastsinn ist der erste Sinn, der sich entwickelt, deshalb kann er gar nicht früh genug stimuliert werden. Frühgeborene entwickeln sich besser, wachsen schneller und bekommen weniger Hirnschäden, wenn sie Wärme und Zuwendung bekommen. Berührungen sind in dieser Phase wichtiger als verbaler Zuspruch. Neugeborene machen bereits erste haptische Erfahrungen und sind empfänglich dafür. Verstehen kommt erst viel später als Fühlen. Regelmäßige Berührung kräftigt schon bei Säuglingen die Knochen, beschleunigt die Entwicklung und die kognitiven Fortschritte.

Kinder verstehen schon im Alter von sechs Monaten einfache Handlungen als zielgerichtet. Kinder von aufmerksamen, sensiblen und liebevollen Müttern erkennen einfache Zusammenhänge – etwa ob schwere oder leichte Kugeln weiter rollen – besser als Kinder, deren Mütter abweisend sind. Zudem entwickeln sich Sprache, Ausdauer und soziale Kompetenz besser, wenn Kinder sich sicher gebunden fühlen.

Auch das Verständnis für emotionale Handlungen ist bei Kindern schon früh vorhanden. Ein mentales Bewusstsein gibt es seit der Geburt. Es wird durch Zuneigung verstärkt, und es ist besonders die Sensibilität der Eltern, die Kinder sozial und emotional macht.

Berührungen animieren zu Wohlfühlverhalten

Berührungen vermitteln das Gefühl von Vertrautheit und Entspannung, auch wenn sie von Fremden kommen. Wer sich aufgehoben und wertgeschätzt fühlt, hat offenbar auch die Neigung, in Restaurants oder Bars mehr zu konsumieren, und bestellt bereitwillig noch ein Getränk oder Dessert.

Es hat auch Einfluss auf die Höhe des Trinkgeldes, wenn Kellner oder Kellnerin den Gast immer wieder beiläufig berühren. Es geht um einen Kontakt, der Nähe herstellt und Geborgenheit vermittelt. Den Gast lässt das tiefer in die Tasche greifen. Berührungen heben seine Stimmung, er fühlt sich aufgehoben und wird großzügiger – das Gleiche gilt erstaunlicherweise, wenn der Barkeeper oder die Kellnerin einen Smiley oder eine freundliche Sonne auf die Rechnung malt.

Dank Berührungen
erfolgreich im Sport

Körperliche Nähe innerhalb einer Mannschaft trägt zum Erfolg eines Teams bei. Der gute Zusammenhalt ist wörtlich zu verstehen. Berühren sich Sportler untereinander, ist das nicht nur ein eingeübtes körperliches Ritual, bei dem sich die Kombattanten immer wieder nahe kommen, rangeln, stoßen, schubsen und wieder vertragen. Berührungen können als kurze Signale das Teamgefühl stärken und das Leistungsvermögen steigern. Wer sich häufiger berührt, der kann auch mehr leisten.

Während der Fußballweltmeisterschaft 1998 in Frankreich wurden die Spieler, die sich am häufigsten während des Turniers berührten, am Ende auch Weltmeister. Vermutlich sind die häufigen Berührungen sowohl Ausdruck des Zusammenhalts als auch des Teamgeistes und geben Hinweise darauf, wie sehr sich die Mannschaft füreinander einsetzt und sich unterstützt, auch wenn es einmal nicht gut läuft.

Berührungen machen süchtig

Häufige Hautkontakte, Küssen, Streicheln und Liebkosen des anderen kann regelrecht süchtig machen. Erhöhte Spiegel des »Kuschelhormons« Oxytocin lassen den unbändigen Wunsch nach Nähe und Zärtlichkeit in uns aufkommen. Fassen wir uns dann an und berühren uns sanft, wird wiederum vermehrt Oxytocin ausgeschüttet. Die Erfüllung des Bedürfnisses trägt also dazu bei, dass es noch stärker vorhanden ist.

Das Hormon Oxytocin liegt in höchsten Konzentrationen vor, wenn die Liebe zu einem anderen Menschen frisch entbrannt ist und man ihn immerzu anfassen möchte. Es wird bei Zärtlichkeiten und emotionaler Nähe ausgeschüttet und gilt daher als Nähe- oder Bindungshormon. Es ist aktiv beim Austausch von Streicheleinheiten, unterstützt aber auch Verlässlichkeit, Treue und Sicherheit in der Beziehung. Es verheißt deshalb nicht nur körperliche Innigkeit, sondern auch enge seelische Bindungen. Weil sich dieser Effekt selbst verstärkt, kann man von beidem mit der Zeit gar nicht genug bekommen.

Wenn Berührungen Gefühle erwecken

Gute Berührungen und die damit verbundenen Gefühle können viel Wohlbehagen auslösen. Wer kann, sollte diese Gefühle zulassen. Leider ist manchen Menschen das Gespür dafür verlorengegangen. Sie haben verlernt, ihre Gefühle zuzulassen. Sie setzen Emotionen, die ihnen zu nahekommen und die sie zu überwältigen drohen, mit Schwäche gleich. Trauer, Resignation, Niedergeschlagenheit oder Angst haben in ihrer Welt keinen Platz. Sie wollen nicht weinen, wollen nicht zeigen, wenn sie traurig, enttäuscht oder verbittert sind, und untersagen sich diese Gefühle. Werden diese Menschen beiläufig tröstend von einem Freund oder auch einem Arzt oder Therapeuten an die Schulter gefasst oder in den Arm genommen, bricht es oft aus ihnen hervor. Sie weinen und wundern sich, woher diese Gefühle kommen und was da alles rauswill.

Obwohl wir ständig spüren und fühlen, was sich um uns herum und direkt an der Oberfläche unseres Körpers und den darunterliegenden Schichten abspielt, sind manche Menschen erstaunlich gefühllos. Sie fühlen zwar auch permanent etwas, denn das kann man gar nicht verhindern. Aber sie sind sich dieser Gefühle nicht bewusst. Zur Wahrnehmung gelangen die Gefühle erst, wenn sie besonders unangenehm sind und stören – oder wenn sich etwas besonders schön anfühlt und sie sich darauf einlassen.

Der Druck ist entscheidend

Die Intensität des Drucks entscheidet darüber, wie Berührungen wahrgenommen werden: Zarte, sanfte Berührungen erhöhen tendenziell die Frequenz von Atmung, Puls und Blutdruck – und gehen mit einer leichten Stressreaktion einher. Das typische Stresshormon Cortisol wird dann vermehrt ausgeschüttet.

Kräftiger Druck wirkt hingegen eher beruhigend und senkt die Stressantwort des Körpers. Der Blutdruck sinkt, der Puls ebenfalls. Je nachdem: Wer sich anregende Stimulationen erhofft, ist eher beim Kuscheln richtig – während es beruhigend und ausgleichend wirkt, wenn man sich kräftig herzt und drückt.

Erkennen, wer was braucht

Menschen schätzen unterschiedliche Formen der Berührung. Das ist schon bei kleinen Kindern so. Manche wollen fest in den Arm genommen werden, andere lieben es, sanft gestreichelt zu werden. Wiederum andere brauchen weniger Körperkontakt, ohne dass sie deswegen gefühlskalt wären. Und manches Kind mag am liebsten ständig umarmt und liebkost werden. Forscher unterscheiden die Cuddler und die Nicht-Cuddler. Die einen kuscheln viel und gerne, die anderen brauchen das nicht so, ohne dass daraus auf ihren Charakter oder ihre Entwicklung geschlossen werden könnte.

Bei Erwachsenen und in Liebesdingen verhält es sich nicht anders. Die einen wollen ständig streicheln und gestreichelt werden, die anderen brauchen das kaum. Jeder Mensch hat andere Vorlieben und Körperregionen, die bei ihm besonders empfindlich und reizbar sind und an denen sich besondere Wonnen auslösen lassen. An anderen Stellen mag er hingegen gar nicht angefasst werden. Umgekehrt gibt es aber auch Berührungen, die zwar nur leicht und behutsam erfolgen, aber dennoch zu Irritationen führen können, Angst machen oder sogar schmerzhaft sind. Zu erkennen, wer was braucht, ist ein Schlüssel zum gegenseitigen Wohlbefinden.

Wenn Worte versagen

Manchmal sind Berührungen der Schlüssel zu einem Verständnis, das sich mit Worten nicht einstellt. Wer auf Gefühlsausbrüche immer wieder genervt reagiert, kommt in der Familie oder der Partnerschaft oft nicht weiter. Einfach mal beim Gegenüber den Kopf auf die Schulter legen und sich entspannen hilft in diesen Situationen eher. Manche Körperkontakte lösen überall auf der Welt ähnliche Empfindungen aus. Der Kopf auf der Schulter, das Händchenhalten im Kreis oder zu zweit, die stärkende Hand auf dem Rücken.

Der Gesichtsausdruck schlägt sich auf die Stimmung nieder

Mit körperlicher Anverwandlung kommen wir der Gefühlswelt unseres Gegenübers näher. Wenn wir andere verstehen, gleichen wir uns an. Das geschieht beim Gähnen, Laufen oder Sitzen meist unbewusst und ist ein Zeichen der Anteilnahme. Sofern wir uns in jemanden einfühlen, der besorgt ist, legen wir automatisch auch die Stirn in Falten oder lassen die Schultern hängen. Neigt der Gesprächspartner den Kopf auf die Seite, tun wir das Gleiche.

Die Veränderung unserer Haltung führt erstaunlicherweise dazu, dass wir besser nachempfinden können, wie sich der andere fühlt. Der Ausdruck »sich herunterziehen lassen« bezeichnet auf übertriebene Weise, wie sehr wir körperlich und geistig mit unserem Gegenüber mitschwingen können.

Umgekehrt trägt eine heitere Atmosphäre dazu bei, selbst munterer in die Welt zu schauen. Verhaltenstherapeuten empfehlen niedergeschlagenen Menschen deshalb, auf ihre Haltung zu achten, wenn es ihnen schlechtgeht. Oft haben sie den Kopf eingezogen, sitzen mit hängenden Schultern, den Bauch eingeklemmt und mit angespannten Muskeln da, obwohl sie keine Anstrengung vollbringen müssen.

Kurz die eigene Haltung zu überprüfen und zu korrigieren kann bereits Abhilfe schaffen: Lässt man Spannung aus den Muskeln, hält den Kopf gerade, streckt die Schultern und atmet ein paarmal tief durch, fühlt sich das Leben augenblicklich etwas besser an. Und die Stirn kann man dann auch wieder glatt sein lassen.

Eine rosige Gesichtsfarbe macht attraktiv

Ein rosiger Teint spricht für gute Durchblutung und damit für eine gewisse Herz-Kreislauf-Fitness. Obendrein für freie Atemwege. Aber auch bei Erregung wird die Haut durch die Gefäßerweiterung – nicht nur im Gesicht – rot; zudem führen ausreichend Östrogene und andere weibliche Geschlechtshormone dazu, dass die Haut straffer, vitaler und rosiger aussieht.

Männer lieben Rot. Besonders an Frauen und besonders im Gesicht. Rot gilt als die Farbe, die Frauen gesünder und attraktiver erscheinen lässt. Im Gesicht spiegelt sich der »reproduktive Wert« einer Frau wider: Gleichmäßige symmetrische Gesichtszüge und ebenmäßige Haut sprechen für eine robuste Konstitution – und damit dafür, dass diese Frau viele, gesunde Kinder zur Welt bringen kann. Womöglich ist die Farbe sogar noch wichtiger als die Symmetrie des Gesichts. Denn je älter ein Mensch ist – und für Frauen bedeutet höheres Alter eben auch weniger Fruchtbarkeit – desto inhomogener erscheint ihre Gesichtsfärbung.

Rot macht erfolgreich

Rot ist die Farbe der Sieger. Ringer in roten Trikots gewannen bei Olympischen Spielen mehr Goldmedaillen als jene mit blauen Leibchen. Rote Lippen wirken besonders attraktiv. Je größer der Kontrast zur übrigen Haut ist, desto besser. Wahrscheinlich schminken sich Frauen aus diesem Grund die Lippen. Seit 10000 vor Christus ist dieser kosmetische Brauch dokumentiert.

Der Unterschied in der Farbstärke ist auch bei ungeschminkten Frauen von Natur aus größer als bei Männern. Wird das Rot der Lippen experimentell auf Bildern verstärkt, so dass es intensiver und die übrige Gesichtshaut blasser wirkt, erscheint das Gesicht einer Frau sogar noch weiblicher und attraktiver. Bei Männern führt ein stärkerer Kontrast im Gesicht hingegen dazu, dass sie weniger männlich und nicht mehr so attraktiv wirken.

Für Frauen, die Männern gefallen wollen, kann das nur heißen: kräftiges Rot auf die Lippen und genügend Kontrast im Gesicht. Für Männer heißt das: bloß kein Rouge auflegen.

Das Ziel im Blick

Manchmal ist es ganz einfach. Man muss sich nur fragen: Was möchte ich – und was brauche ich dazu. Zu viele Zweifel lenken ab. Das gilt für viele Bereiche, ob Beruf, Freizeit, Sport oder Diäten. Ein Beispiel: Natürlich kann man Dutzende Bücher über Ernährung lesen. Man kann sich aber auch sagen: Ich muss weniger essen oder mich mehr bewegen, um abzunehmen – am besten beides. Und wenn ich mehr verbrauche als zuführe, klappt es. Dann überlege ich, was mir leichter fällt – los geht's.

Anderes Beispiel: Peter Hart bietet Surfkurse an. Vor kurzem stand ein kompliziertes Wendemanöver auf dem Programm. Klappt es, ist es eine elegante Art, die Richtung zu wechseln. Klappt es nicht, kann man unsanft im Wasser landen und sich verletzen. Ein Schüler war ein 20-jähriger Mountainbiker, ein Draufgänger. Er ließ sich die Technik beschreiben und wollte alles über Winkel, Absprungzeitpunkt und die optimale Geschwindigkeit wissen. Ein anderer Teilnehmer war 53 Jahre alt, extrem durchtrainiert. Er wollte wissen, was alles passieren kann. Dann waren da ein 37-jähriger Makler, ein Banker und andere erfolgreiche Menschen.

Die waghalsige Wende gelang einer 41-jährigen Frau, Mutter von zwei Kindern. Die einzige Frage, die sie stellte, war: »Was muss ich tun, damit die Wende klappt.« Klar, warum die Frau auf Anhieb schaffte, was die anderen nicht hinbekommen hatten: Sie hatte sich keine Gedanken gemacht, was schiefgehen konnte. Sie wollte das Ziel erreichen, und dazu musste sie nur wissen, was dafür nötig war.

Feine Unterschiede, große Wirkung

Kleine Korrekturen und Entscheidungen machen viel aus. Jede Gewohnheit, egal ob gut oder schlecht, beruht auf zahlreichen kleinen Entscheidungen, die sich mit der Zeit einschleifen und summieren. Wollen wir etwas verändern, denken wir, dass es umstürzender Neuerungen bedarf. Es ist wie beim Räumungsverkauf. Alles soll anders werden, alles muss raus. Wir setzen uns unter Druck, weil wir auf die umfassende Veränderung warten, den großen Umbruch. Dabei geht es eher darum, 100 Dinge um 1 Prozent zu ändern, als eine Gewohnheit um 100 Prozent. Mit der Zeit wirken sich die zahlreichen kleinen Veränderungen aus. Anfangs merkt man das kaum. Aber auf Dauer ist die Wirkung erstaunlich.

Die schlechte Nachricht: Dieses System funktioniert auch andersherum. Wenn man in vielen kleinen Bereichen schlechte Gewohnheiten zementiert und hier etwas nachlässiger wird und dort etwas ungenauer, addiert sich dies auf Dauer genauso.

Regelmäßige Strukturen statt starre Vorgaben

Wer nur an den Marathon denkt, den er laufen will, wird während des Trainings oft verzagen. Wer nur an den Posten denkt, den er im Job erreichen will, wird den Berufsalltag kaum ertragen. Wer nur an die Traumfigur denkt, die er anstrebt, wird die Diät kaum durchhalten.

Entspannter und befriedigender ist es, sich an die Struktur zu halten, die hinter dem jeweiligen Ziel steht:

- Wer das Ziel hat, ein Buch zu schreiben, muss regelmäßig schreiben.
- Wer das Ziel hat, einen Marathon zu laufen, muss regelmäßig trainieren.
- Wer das Ziel hat, Gewicht zu verlieren, muss regelmäßig weniger essen oder mehr verbrauchen.

Einem Plan, einer Struktur oder einem Ablauf zu folgen ist besser. Wer nur sein Ziel vor Augen hat, wird unglücklich. Unweigerlich denkt man, dass man noch nicht gut genug ist. Glück und Befriedigung werden vertagt, nach dem Motto: Wenn ich mein Ziel erst erreicht habe, werde ich glücklich sein. Wie viel befriedigender ist es hingegen, sich auf einen Prozess zu konzentrieren – und nicht auf ein Ziel. Man kann auf diese Weise den Moment genießen und trotzdem besser werden.

Nachhaltig leben

Im Alltag ist es gesünder und befriedigender, sich an systematischen Abläufen zu orientieren. Wer sich beim Laufen unwohl fühlt oder Schmerzen hat, wird sich für einen Versager halten, wenn er nur am schnellen Erfolg orientiert ist. Schließlich führt die Pause dazu, dass ein Ziel später oder gar nicht erreicht wird. Wer an das System denkt, weiß hingegen, dass es darauf ankommt, immer wieder zu laufen – und da ist eine Zwangspause erstens kein Malheur und zweitens gesünder. Es geht nicht um Bestzeiten, sondern darum, dranzubleiben. Langfristiger ist das System, der Plan.

Joschka Fischer, der ehemalige Außenminister, war äußerst vielseitig – sein Leibesumfang war es auch. Ende der 1990er Jahre hatte Fischer stark zugenommen und private Probleme. Er begann zu joggen und für einen Marathon zu trainieren. Fischer nahm mehr als 30 Kilogramm ab und absolvierte den New-York-Marathon in der beachtlichen Zeit von unter vier Stunden. Das ist – zumal für einen Berufspolitiker – eine erstaunliche Willensleistung und sehr bemerkenswert. Nachhaltig war es nicht.

Nach dem erfolgreich absolvierten Marathon vernachlässigte Fischer das Laufen und nahm wieder zu. Bald wog er so viel wie zu seinen Moppel-Zeiten, bald sogar noch mehr. Fischer hatte offenbar alles dem Ziel Marathon untergeordnet – und als dies erreicht war, gab es für ihn keine Motivation mehr, weiter zu laufen, schließlich war das, wofür er trainiert hatte, ja erreicht. Nicht nur der Körper, auch die Seele unterlag dem Jo-Jo-Effekt.

Auf den Moment kommt es an

Der Weg, der vor einem liegt, die zu bewältigende Arbeit – das alles kann entsetzlich groß erscheinen. Denkt man an das enorme Pensum, sinkt sofort die Zuversicht, das jemals zu schaffen. Es hilft, sich auf den Weg zu konzentrieren, an den Moment zu denken und nicht an dem zu verzweifeln, was noch vor einem liegt. Oder sich darüber zu grämen, dass man erst einen kleinen Teil geschafft hat.

Dies gilt für große Ziele wie für kleine. Ob das Projekt bis nächste Woche fertig werden soll oder man sich zum Stadtlauf angemeldet hat. Ziele erreicht man Schritt für Schritt. Denkt man jedoch immerfort daran, wie weit der Weg noch ist, gibt man schneller auf,

Ein Beispiel: Ich bin mehrmals mit dem Rennrad über die Alpen gefahren. Meist 100 bis 150 Kilometer am Tag und 1500 bis 2500 Höhenmeter. Bei der letzten Tour, 2015, begann eine Etappe am Reschenpass bei 7 Grad und Dauerregen. Die Vorhersage versprach nicht mehr als 13 Grad Celsius und kein Ende des Regens. Neben mir fuhr Markus. »Nicht an die Kilometer denken, die vor uns liegen«, sagte er. Auch nicht an das, was wir geschafft haben. Das kann nämlich entmutigend sein. 50 Kilometer schon gefahren. Aber noch 90 Kilometer vor uns. »Versuch dich auf jeden Tritt zu konzentrieren und die Strecke, die du im Moment fährst«, sagte Markus. »Dann schaffen wir es locker.« Dass wir die Strecke bewältigen konnten, wussten wir. Es war nur nicht verlockend, sie im Regen zurückzulegen. Aber ich beherzigte Markus' Rat, genoss die Unterhaltung, wir fuhren 70 Kilometer zusammen. Am Abend kamen wir nass und erschöpft, aber glücklich ans Ziel.

Langfristige Entscheidungen helfen, nichts aufschieben

Der Impuls ist eindeutig. Lieber das Stück Kuchen jetzt statt ins Fitness-Studio. Lieber neue Klamotten oder ein neues iPhone, statt für das Alter vorzusorgen oder an den Klimawandel zu denken. Das Prinzip ist schon bei Kindern offensichtlich: Die Kugel Eis ist attraktiver – und schmeckt besser – als zwei Euro ins Sparschwein zu stecken. Der Mensch ist nicht dafür gemacht, vorausschauend an die Zukunft zu denken. Für einen Abend geht das noch (»Was ziehe ich an?«), für einen Tag auch (»Wo treffen wir uns morgen?«). Aber es klappt oft nicht mehr, wenn es um mehr als zwei Wochen Planung geht.

Freiwillige wurden gefragt, ob sie an einem Sparplan teilnehmen und bereit wären, 2 Prozent ihres Einkommens zurückzulegen. Fast jeder Teilnehmer stimmte zu, dass Sparen sinnvoll wäre. Das Verhalten sah anders aus. Wurde Probanden gesagt, der Sparplan würde sofort beginnen, fanden sich nur 30 Prozent dazu bereit. Ging es darum, später zu beginnen – in zwei Jahren – stimmten 77 Prozent zu. Das Gegenwarts-Selbst schlägt dem Zukunfts-Selbst ein Schnippchen.

Je intensiver wir uns die Zukunft ausmalen, desto eher stellen wir die ursprüngliche Entscheidung in Frage. Der Gegenwartsbezug der Menschen heißt zeitliche Inkonsistenz. Wenn wir an die Zukunft denken, kommt uns der Langzeitnutzen in den Sinn, wir wollen sparen. Denken wir an das Heute, triumphiert die Aussicht auf sofortigen Nutzen, und wir geben das Geld aus. Um uns auszutricksen, hilft Folgendes: sich den Nutzen vergegenwärtigen, den langfristige Entscheidungen mit sich bringen.

Alarmsignale sehen und
Abwärtsspiralen erkennen

Es gibt Menschen, die immer unzufriedener werden und damit nicht nur ständig missgelaunt sind, sondern auch ihre Gesundheit gefährden. Die entsprechenden Signale gilt es zu erkennen, ob bei sich selbst oder bei nahen Menschen. Je früher, desto besser kann man etwas dagegen tun. Typischerweise sind die Betroffenen ehrgeizig, aggressiv, leistungsorientiert. Sie essen schnell und lassen andere nicht ausreden. Sie erleben beruflich wie privat viel Reibung, der sie standhalten müssen, was irgendwann aber nicht mehr klappt. Sie sind nicht sehr stressresistent. Dann werden sie pessimistisch, verlieren das Interesse an Dingen, die sie zuvor begeistert haben, fühlen sich leer und gefühlskalt. Ärzte für Psychosomatik kennen dieses Phänomen als »emotional freezing«.

Diese Form von Niedergeschlagenheit entspricht keiner schweren Depression, die Erkrankte antriebsarm und arbeitsunfähig macht und an Suizid denken lässt. Nur wer genau hinschaut oder Betroffene gut kennt, sieht die Veränderung. Die Menschen haben chronisch negativ getönte Gefühle. Sie können zumeist noch arbeiten, haben Familie und werden nicht automatisch für krank gehalten. Solche Verstimmungen erhöhen das Infarktrisiko jedoch immens, wenn die Betroffenen wenig Rückhalt am Arbeitsplatz erleben und sich ungerecht behandelt fühlen. Es ist wichtig, diese Abwärtsspirale zu erkennen und Abhilfe zu schaffen.

Den richtigen Blick
auf die Dinge finden

Wer glücklich ist, lebt nicht nur zufriedener, sondern auch gesünder und länger. Wissenschaftliche Studien zeigen, dass glückliche Menschen 14 Prozent länger leben als jene, die sich als unglücklich bezeichnen. Sieben bis zehn Jahre mehr sind für glückliche Menschen im Vergleich zu unglücklichen Zeitgenossen drin. Zudem sind glücklichere Menschen weniger oft in Unfälle verwickelt.

Die Wissenschaft hat lange einen Bogen um Themen wie Glück und Wohlbefinden gemacht und erst kürzlich begonnen, diese Phänomene zu untersuchen. Die Ergebnisse sind ebenso überraschend wie deutlich: Klare Hinweise hat die Nonnen-Studie ergeben. Forscher hatten Tagebuchaufzeichnungen von Nonnen ausgewertet, die mit Anfang 20 ins Kloster eintraten. Die Ordensfrauen wurden sehr alt – zwischen 70 und 95 Jahre. Im Kloster lebten sie sechs Jahrzehnte unter identischen Umständen, so dass sie sich gut vergleichen ließen. Gleiches Essen, gleicher Tagesablauf, gleicher Schlafrhythmus – und keine Zerstreuung durch Männer.

Ein Unterschied ließ sich jedoch erkennen: Nonnen, die zufrieden und optimistisch waren, wurden im Mittel 93,5 Jahre alt. Wer sich als unglücklich und pessimistisch bezeichnete, starb hingegen im Durchschnitt »schon« mit 86,6 Jahren. Sieben Jahre sind unter ähnlichen Lebensbedingungen ein gewaltiger Unterschied.

Manchmal reicht es, die Blickrichtung zu ändern

Den Blick zu wechseln kann wahre Wunderdinge bewirken. Der Körper reagiert unmittelbar auf das, was er sieht. Es sind oft die kleinen Dinge, die den Unterschied ausmachen. Patienten, die im Krankenhaus aus dem Fenster in einen Park sehen, erholen sich schneller von einer Operation als jene, die auf den Parkplatz schauen.

Die rosarote Brille hat viele Vorteile

Im Zustand akuter Verliebtheit werden diejenigen Hirnregionen unterdrückt, die besonders heftig arbeiten, wenn negative Gefühle vorherrschen, etwa bei Sorgen oder Wut. Wahrscheinlich ist dies der Grund, warum Liebende sich von übler Nachrede und miesen Gedanken nicht beirren lassen, sondern weiterhin begeisterungsfähig, positiv und motiviert durchs Leben gehen. Die Liebe ist so stark, dass schlechte Gefühle gar nicht erst aufkommen können.

Zur Aktivierung der für die Liebe typischen Hirnregionen sind andere Bereiche gedämpft. Dies erklärt, warum Verliebte vieles durch die sprichwörtliche rosarote Brille sehen. Offenbar sind die Ausfälle in den Hirnregionen manchmal aber stärker, als selbst Hirnforscher vermutet haben. Aus medizinischer Sicht gelten frisch Verliebte als nicht zurechnungsfähig, und manche Ärzte setzen ihren Zustand mit einer psychischen Störung gleich.

Fische ansehen beruhigt und stärkt den Kreislauf

Fische sind nicht nur auf dem Speiseplan gesund, sondern auch dann, wenn sie noch leben. Deshalb gilt: Fische ansehen – und zwar je mehr, desto besser. Das beruhigt, ist gut für das Herz und hebt die Stimmung.

Sie reden wenig, bewegen sich elegant und strahlen Ruhe aus. Vielleicht ist dies der Grund dafür, dass Ärzte im Wartezimmer Aquarien aufstellen. Patienten kommen auf diese Weise zur Ruhe. Allerdings sollten Aquarien-Besitzer darauf achten, dass sich genügend Fische im Bassin befinden. Blutdruck und Puls werden nämlich umso stärker gesenkt, je mehr Tiere sich im Wasser tummeln. Der Blutdruck sinkt im Mittel um vier Millimeter auf der Quecksilbersäule, die Herzfrequenz um fünf Schläge. Je mehr Fische, desto stärker die günstige Wirkung. Auch die Stimmung wird ausgeglichener. Statt traurig, gereizt oder angespannt sind die Menschen besser gelaunt.

Etwa 700 Millionen Menschen besuchen weltweit jährlich ein Aquarium. Wer nicht so schnell raus in die Natur kommt, hat hier die Gelegenheit, etwas für seine Gesundheit zu tun. Gesund ist wahrscheinlich auch die Heiterkeit, die durch die Aquariumszenen im Film »Ein Fisch namens Wanda« ausgelöst wird. Allerdings muss man die Dosis beachten. Der Däne Ole Bentzen starb 1989 an einem durch Lachen ausgelösten Kreislaufstillstand, als er den Film sah.

Ab nach draußen und
Weitblick üben

Wer immer wieder in die Ferne schaut, schützt sich vor Kurzsichtigkeit. Je mehr Zeit Kinder draußen verbringen und je geringer die Zeit vor »naheliegenden« Objekten ausfällt, desto weniger Kurzsichtigkeit ist zu befürchten. In den letzten Jahrzehnten hat weltweit der Anteil der Kurzsichtigen zugenommen, besonders dramatisch in Asien. Gleichzeitig ist die Zeit gestiegen, die Kinder vor Büchern, Heften, aber besonders Smartphones und anderen elektronischen Geräten verbringen. Damit üben sie den Blick in der Nähe und beim Blick in die Weite sehen sie unscharf – eine gleichsam antrainierte Kurzsichtigkeit.

Im Alltag sollten Eltern ihre Kinder die Zeit nach den Hausaufgaben nicht mit dem Blick auf PC oder Handy verbringen lassen, sondern sie zum Spielen ins Freie schicken. Ab nach draußen! Nach dem Computerspiel den Comic zur Hand zu nehmen ist aus ärztlicher Sicht auch nicht zu empfehlen. Mit einem Ammenmärchen muss allerdings aufgeräumt werden: Lektüre unter der Bettdecke im Taschenlampenlicht macht nicht kurzsichtig und verschlechtert die Augen nicht, sie ermüden dann nur schneller.

Lächeln verlängert
die Lebenserwartung

Freundlich und verständnisvoll miteinander umzugehen ist in vielfältiger Weise gesünder, als anderen ablehnend, mürrisch oder in ständiger Konkurrenz zu begegnen. In einer Untersuchung von mehr als 300 000 älteren Menschen war es um mehr als 50 Prozent wahrscheinlicher, die nächsten Jahre zu überleben, wenn man über stabile soziale Bindungen verfügte und freundlich auf andere zuging. Damit ist der auf diese Weise erzielte positive Effekt auf die Gesundheit und die Lebenserwartung deutlich größer als jener, den man durch sportliche Aktivitäten oder eine Gewichtsabnahme erreichen kann. Er ist in etwa mit dem Nutzen vergleichbar, den es hat, mit dem Rauchen aufzuhören.

Lächeln spart Energie

Lächeln ist ein einfaches, aber wirksames Mittel, um schlechte Stimmung aufzulösen und Streit zu beenden. Spürt der andere, dass es nicht um Kampf und Konflikte geht, ist er eher zum Einlenken bereit. Auf diese Weise ist ein Lächeln eine sehr effiziente und energiesparende Methode, unnötige Auseinandersetzungen abzukürzen. Zudem spart man beim Lächeln im buchstäblichen Sinne Energie. Um zu lächeln, werden nur 18 Muskeln benötigt. Beim Stirnrunzeln muss man hingegen 43 Muskeln aktivieren.

Gute Laune ist ansteckend –
sogar aus der Distanz

Gute Laune ist ansteckend, dazu muss man sich nicht mal kennen und gegenübersitzen. Es hilft, offen zu sein, wenn man Menschen mit bester Laune sieht. Gute Stimmung ist sogar aus einiger Entfernung ansteckend – und das ist gut. Wer glückliche Gesichter sieht, dem geht es nämlich automatisch besser. Die Stimmung hebt sich, man schaut freundlicher in die Welt. Betrachtet man hingegen unzufriedene Gesichter, wirkt sich schlechte Laune auf das eigene Empfinden aus, die Stimmung wird gedämpft. Forscher sprechen von einer »Gefühlsansteckung«, der man sich nicht entziehen kann. Die Ansteckung funktioniert auch, wenn man nicht weiß, warum die anderen zornig oder heiter sind. Man muss einen Witz nicht verstehen, um darüber lachen zu können. Es reicht, wenn andere lachen.

Der Verhaltensforscher Frans de Waal erzählt die schöne Anekdote, dass er aus einem Frühstückscafé kam und auf der Straße gut gelaunt vor sich hin pfiff. Er hatte keine Erklärung. Dann fielen ihm die beiden Männer ein, die im Café ein paar Tische entfernt gesessen hatten. Sie hatten sich nach langer Zeit wiedergesehen und waren darüber so froh, dass sie lachten, sich auf die Schultern schlugen und prustend an frühere Erlebnisse erinnerten. Die gute Stimmung war schlicht ansteckend.

Wer gut für sich sorgt, hört eher auf zu rauchen und hält Diäten durch

Menschen, die gut für sich sorgen und sich Fehler verzeihen, schaffen es eher, mit dem Rauchen aufzuhören, eine Diät durchzuhalten oder ein ambitioniertes Fitnessprogramm zu starten und dabeizubleiben. Der tiefere Grund dafür liegt nicht in überzogenen Leistungsansprüchen oder darin, dass sie ihren Körper nicht mehr ertragen können, sondern in mitfühlender Selbstsorge und dem nachvollziehbaren Wunsch, sich etwas Gutes zu tun und damit glücklich zu sein.

Eine versöhnliche Haltung gegenüber sich selbst führt zu dem Schluss, dass man erstens nicht gleich ein Versager ist, wenn mal etwas nicht klappt – und zweitens dass man es sich wert ist, weiterhin an seinem Vorhaben festzuhalten.

Wer staunen kann,
ist sozialer und hilfsbereiter

Man sollte schon mal den Mund offen stehen lassen vor Staunen. Psychologen erkennen im Staunen ein Verhalten, das Menschen zu sozialeren Wesen macht. Staunen trägt dazu bei, kooperativer, hilfsbereiter und altruistischer zu werden. Wer staunt, gibt sich dem Gefühl hin, an etwas teilzuhaben, das größer ist als man selbst – so wie sich Calvin und Hobbes angesichts des Sternenhimmels wundern, »warum die Menschheit so einen Riesenaufstand um sich macht«. Wird das Verständnis der Welt kurz erschüttert, sei es in der Natur, Kunst, Musik oder Religion, rückt das Selbst in den Hintergrund. Sorgen verschwinden, und das Staunen ermutigt die Menschen, sich um das Befinden anderer zu kümmern.

Angeblich haben viele Erwachsene das Staunen längst verlernt – und nur Kindern bleibt dieses wunderbar entrückte Gefühl. Erstaunlich, denn für Goethe war das Staunen das Höchste, wozu der Mensch gelangen kann. Aristoteles sah in der Verwunderung gar den Anfang aller Weisheit.

Egal ob Probanden sehen, wie bunte Tropfen in Zeitlupe in ein Glas Milch fallen, ob sie von der Wucht irritiert sind, mit der Tornados ihr zerstörerisches Werk verrichten, oder ob sie staunend in einem Eukalyptus-Hain sitzen: Teilnehmer einer Studie fühlten sich nach häufigem Staunen nicht mehr so wichtig und waren eher bereit, anderen beizustehen und sich für das große Ganze einzusetzen.

Berühren macht stark

Ratten bilden mehr Rezeptoren für Stressmoleküle aus und ertragen Belastungen besser, wenn sie als Junge viel geleckt werden. Bei Menschen ist das ähnlich, wenn sie als kleine Kinder viele angenehme Berührungen erfahren, sind sie später resistenter gegen Stress. Ärzte für Psychosomatik betonen, dass eine enge Bindung in der ersten Lebensphase körperlich robuster macht. Für Erwachsene gilt das ebenfalls: Wer von einem lieben Menschen oder Partner berührt wird, hat weniger Stresshormone im Speichel. Auch der Herzschlag steigt nicht so stark an.

Im Genuss liegt die Kraft

Genießen zu lernen ist nicht leicht, aber lohnend. Ohne schlechtes Gewissen, ohne Kasteiungsübungen und Verzichtsakrobatik. Bevor der Wellness-Terror begann, war Gesundheit ein flüchtiger Zustand der Selbstvergessenheit, der sich – wie Liebe oder Glück – nicht herstellen ließ. In dem Moment, in dem man ständig in sich hineinhorcht, ob man tatsächlich glücklich, verliebt oder gesund ist, ist man es schon nicht mehr. Die Unbeschwertheit macht nagendem Unbehagen Platz. Das selbstvergessene Wohlbefinden ist einem seltsamen Zwischenzustand gewichen: Man fühlt sich nur noch gesund auf Probe. Der permanente Druck, sich selbst als Quell des Vergnügens zu erleben, lässt viele Erfüllungssuchende unruhig werden.

Das Streben nach Gesundheit wird zur Ersatzreligion. Dabei geht es nicht wirklich um Fett-Depots an Bauch, Beinen oder Po, sondern um Problemzonengymnastik für das fragile Ego. Und Wellness soll diverse Gegensätze vereinen: Genuss und Mäßigung, Freizügigkeit und Disziplin, Selbstvergessenheit und Planerfüllung. Das kann nicht gutgehen.

Schokolade ist die Lösung, was immer das Problem ist

Wenn einem Schokolade guttut, sollte man sich immer wieder Schokolade gönnen. Mittlerweile gibt es Dutzende von Studien, die Schokolade positive Wirkungen auf die Gesundheit zuschreiben. Gut fürs Herz, gut für die Gefäße und gut fürs Hirn. Neuerdings sogar gut für die Figur. Im Ernst. Angeblich soll man mit Schokolade sogar abnehmen oder zumindest das Gewicht halten können. Die meisten dieser Studien sind wissenschaftlich dünn, um es freundlich auszudrücken, aber das ist nicht das Entscheidende. Schokolade kann Lust verschaffen, Spaß machen – und sie ist weder gefährlich noch bedrohlich für die Gesundheit. Wenn man Schokolade mag, dann ist sie nicht nur erlaubt, sondern sogar zu empfehlen. Außer für Diabetiker gilt: Was immer das Problem ist, Schokolade ist die Lösung.

Küssen – Ein Rezept
für viele Lebenslagen

Etwa 80 Millionen Bakterien werden beim leidenschaftlichen Kuss ausgetauscht. Insgesamt bevölkern 100 Billionen Mikroorganismen den menschlichen Körper – da ist der bakterielle Austausch während des Küssens überschaubar. Sorgen um ihre Gesundheit müssen sich küssende Paare nicht machen, im Gegenteil. Wer zu Hause mit einem Kuss empfangen wird, schont Herz und Blutdruck und tut etwas für seine Gefäße. Zudem verbessert Küssen nicht nur die Laune, sondern stärkt das Immunsystem. Der Kuss regt an, sich mit fremden Keimen auseinanderzusetzen. Eiweißstoffe, die das Abwehrsystem unterstützen, sind bei Menschen, die viel küssen, in höherer Konzentration vorhanden. Und da nur die wenigsten der ausgetauschten Keime Krankheitserreger sind, wird das Immunsystem beim Küssen nicht überfordert.

Verliebtheit ist mit intensiven Küssen nicht nur ein Feuerwerk für die Sinne, sondern tut dem ganzen Organismus gut. Der Kreislauf kommt in Schwung, die Wahrnehmung ist geschärft, und Glücksgefühle der Begeisterung führen dazu, dass mehr Abwehrzellen und andere stärkende Botenstoffe freigesetzt werden. Gleichzeitig sinkt der Pegel von Stresshormonen wie Cortisol oder Adrenalin. Sogar Blutfette wie Cholesterin sind bei Menschen, die sich oft und lange küssen, in niedrigeren Konzentrationen vorhanden. HNO-Ärzte warnen allerdings vor einer Nebenwirkung – dem unbedachten Kuss aufs Ohr. Dabei kann eine Lautstärke von 130 Dezibel erreicht werden. Das entspricht der Lärmbelastung durch ein Düsenflugzeug in der Nähe oder einer Vuvuzela-Tröte beim Fußballspiel.

Küssend den Blutdruck senken

Was stressgeplagte Berufstätige schon lange ahnen, ist wissenschaftlich belegt: Eine zärtliche Begrüßung durch den Partner senkt den Blutdruck und hat segensreiche Auswirkungen auf die Gesundheit. Die gute Nachricht gilt für Mann und Frau. Die Art und Weise, wie man nach getaner Arbeit zu Hause empfangen wird, hat großen Einfluss auf die Gesundheit. Es macht einen Unterschied, ob sie ihn herzt oder an ihm herummäkelt, wenn er heimkommt. Auch umgekehrt ist es etwas anderes, wenn er mit einem Blumenstrauß und einer warmen Mahlzeit auf sie wartet und nicht nur gereizt bemerkt, dass der Abwasch noch nicht erledigt ist.

Der Blutdruck steigt unter Stress. Dies gilt als Ursache für Herzinfarkt, Schlaganfall und andere Krankheiten. Wer am Feierabend freundliche Zuwendung vom Partner bekommt, hat einen um 2,5 Punkte geringeren Blutdruck als der Durchschnitt der Menschen. Bei denjenigen, die von keinem sehnenden Herzen erwartet werden, pocht das Blut mit einem um 2,8 Maßeinheiten erhöhten Druck in den Adern.

Küssen gegen Cholesterin

W er sich häufig und intensiv küsst, tut etwas für seine Cholesterinwerte. In einer Studie, in der Paare aufgefordert wurden, sich »häufiger und länger zu küssen, als sie es normalerweise tun«, zeigte sich, dass die schädlichen Blutfette gesenkt wurden, wenn Paare öfter die Lippen aufeinanderpressten. Überdies wirkte sich der Mund-zu-Mund-Kontakt positiv auf das Nervensystem und die Reaktionen des Körpers auf Stress aus. Die Paare wurden aufgefordert, die Kuss-Therapie mindestens sechs Wochen lang durchzuhalten. Gelang ihnen dies, waren nicht nur ihre Blutwerte in günstigeren Bereichen, sie stritten sich auch weniger, waren zufriedener mit der Beziehung und verstanden sich besser.

In einer anderen Studie wurde es Paaren überlassen, sich zu küssen, zu umarmen und zärtlich zu sein. Anschließend wurden sie nach ihrem Befinden gefragt, und die Forscher bestimmten die Eiweißstoffe im Blut. Dass Teilnehmer nach dem Küssen und Streicheln zufriedener waren und entspannter, überraschte kaum. Gleichzeitig waren mit den Streicheleinheiten aber auch schützende Substanzen im Blut angestiegen, die das Abwehrsystem stärken. Fühlten sich Paare hingegen unsicher, sank die Konzentration dieser Eiweißstoffe. Die Forscher schließen daraus, dass Küssen und Zärtlichkeit den Körper stärken und die Gesundheit fördern. Gleichzeitig wird Stress besser verarbeitet.

Stress kann man wegküssen

Küsse und andere Zärtlichkeiten mindern Spuren von berufsbedingtem Stress im Körper. Wenn Partner sich häufig küssen, sind die Spiegel des Stresshormons Cortisol im Speichel verringert. Dies gilt auch für Paare, die über Probleme und Unzufriedenheit im Beruf klagen. Intimitäten puffern offenbar die Cortisol-Erhöhung ab, zu der es durch Stress bei der Arbeit kommen kann.

Wer zuvor von seinem Partner berührt wird, hat in einer Stresssituation deutlich weniger Cortisol im Speichel. Auch der Herzschlag steigt dann nicht so stark an. Verbale Unterstützung führt hingegen nicht dazu, dass Stress vom Körper besser abgefangen wird. Reden hilft nicht immer. Manchmal muss man sich nur fest in den Arm nehmen und küssen – allein aus gesundheitlichen Gründen.

Küssen gegen den Husten

Küssen ist eigentlich immer gut. Küssen ist sogar sehr gut. Es macht nicht nur Spaß, sondern ist auch gesund und hilft gegen drohende Erkältungen. Der Genuss beim Küssen ist ein solches Fest für die Sinne, dass die Abwehrzellen ebenfalls jubilieren. Sie können gar nicht anders. Auf diese Weise stimuliert Küssen das Immunsystem, so dass die Abwehrzellen umso robuster ans Werk gehen. Der intensive Austausch von Streicheleinheiten schützt daher vor Krankheiten, besonders vor Erkältungen.

Mit jedem intensiven Kuss wechseln zwar mehr als 50 Millionen Bakterien aus den Mundhöhlen von beiden Beteiligten den Besitzer. Aber das sind keine bedrohlichen Keime, sondern – im Gegenteil – wunderbare Trainingspartner für das Immunsystem. Zugegeben, wenn der Partner gerade völlig verrotzt mit 39 Grad Fieber und einer Konkurrentin namens Angina im Bett liegt, sollten innige Zungenküsse eine Weile aufgeschoben werden.

Ein Stift zwischen den Zähnen verbessert die Stimmung

Manchmal hilft es, einfach einen Stift zwischen die Zähne zu nehmen. Das hebt die Stimmung. Die Nachahmung von Gesichtsausdrücken und Verhaltensweisen findet nämlich automatisch statt. Der Körper schreibt anscheinend dem Geist vor, wie er empfinden soll, nicht umgekehrt. Nehmen Menschen einen Stift zwischen die Zähne und versuchen, dass der Stift nicht ihre Lippen berührt, nimmt der Mund die Form an, die er vom Lächeln gewohnt ist. Wird diese Mimik bei ihnen hervorgerufen, finden Freiwillige Witze und Cartoons amüsanter. Umgekehrt gilt allerdings auch: Wer aufgefordert wird, die Stirn zu runzeln, nimmt unweigerlich eine skeptisch-ärgerliche Stimmung an.

Zähne putzen, egal wie

Man muss keine Verrenkungen mit der Zahnbürste anstellen. Behutsam horizontal im 45-Grad-Winkel zu bürsten hilft vermutlich am besten, Beläge zu entfernen. Es ist ratsam, sich bei der Zahnpflege auf jene Stellen zu konzentrieren, an denen sich Plaques am wahrscheinlichsten bilden – das sind die Kauflächen und der Übergang vom Zahn zum Zahnfleisch.

Der Rest ist Mode. Vibrieren, rotieren, kreisen, vor und zurück? Es gibt keinen Beweis dafür, dass komplizierte Techniken besser sind als einfaches, vorsichtiges Bürsten. Zahnärzte haben in zehn Ländern untersucht, welche Zahnputztechnik von Zahnärzten, Fachverbänden, Herstellern von Zahnbürsten und in zahnmedizinischen Lehrbüchern empfohlen wird. Das Ergebnis ist ein großes Durcheinander, überall finden sich andere Ratschläge, ohne dass die Überlegenheit einer Methode wissenschaftlich belegt worden wäre.

Erst 30 Minuten nach dem Essen Zähne putzen

Nach dem Essen ist eine Pause angeraten. Nicht nur zur Verdauung, sondern auch für die Zähne. Mindestens 30 Minuten nach der letzten Mahlzeit sollte man abwarten, bis die Zähne geputzt werden. Sonst verbindet sich die Säure aus der Nahrung mit der Zahnpasta zu einem aggressiven Abrieb, der den Schmelz abschmirgeln kann. Orangensaft und andere stark säurehaltige Lebensmittel greifen die Hartsubstanz besonders stark an, daher ist es beispielsweise nach einem Frühstück mit Saft besonders wichtig, die Pause einzuhalten.

Zahnseide sollte man nicht unterschätzen

Zahnseide schützt das Zahnfleisch und verringert die Gefahr, dass sich Karies im Zahnzwischenraum bildet. Tief in die Zahnfleischtaschen sollte der Faden eingeführt werden – auch wenn es am Anfang etwas blutet. Das zeigt, dass hier noch Keime sitzen und das Zahnfleisch angreifen. Einmal täglich wäre gut. Am besten abends vor dem Zubettgehen, weil dann mehrere Stunden lang keine neue Nahrung in die Zahnzwischenräume gelangt.

Schmerzen beim Zahnarzt sind eine Sache der Einstellung

Stellt man sich vor dem Zahnarztbesuch auf heftige Schmerzen ein, empfindet man sie stärker. Rechnet man hingegen nicht mit Beschwerden, fallen sie auch geringer aus. Die Intensität der unangenehmen Empfindungen wird entscheidend davon beeinflusst, welches Ausmaß an Schmerzen erwartet wird.

Schmerz ist nicht nur das Ergebnis von Signalen aus einer malträtierten Körperregion, sondern er entwickelt sich aus dem gedanklichen Umfeld eines Menschen, das bei jedem einzigartig ist – und das jeder durchaus selbst beeinflussen kann. Das Körpererleben ist immer eingebettet in die Wahrnehmung von sich selbst und den anderen.

Gesunde Ernährung?
Die Vielfalt macht's

Gesunde Lebensmittel gibt es nicht. Diese Aussage ist keine Provokation, sondern soll verdeutlichen, dass es von der Menge und Vielfalt abhängt, ob etwas gesund ist oder nicht. Eine ausgewogene Mischung ist der beste Ernährungsratgeber. Bisher ist beispielsweise nicht erwiesen, dass Obst, Gemüse oder Vollkornprodukte das Leben verlängern oder vor schweren Krankheiten wie Krebs schützen. Entsprechende Prognosen, wonach fünfmal Obst oder Gemüse am Tag zu 30 Prozent weniger Tumorleiden führen, mussten zurückgenommen werden.

Zudem wechseln Ernährungsratschläge wie Moden. Lange hieß es, Steak und Salat sind die ideale Sportlermahlzeit, dann sollte möglichst ganz auf Steaks verzichtet werden. Inzwischen kann man Entwarnung geben: Fett ist nicht so schlimm wie gedacht. Eiweißpulver braucht kein Mensch, und Kohlenhydrate sind nicht des Teufels. Alles Leid der Welt im Fünfjahreswechsel entweder auf Fett, Eiweiß oder Kohlenhydrate zu schieben mag als Geschäftsidee verlockend sein, aus gesundheitlichen Gründen ist es unsinnig. Jede Form einseitiger Ernährung ist eine Mogelpackung. Wird ein Bestandteil der Nahrung isoliert reduziert, hilft das nichts, egal ob es sich um Low-Fat, Low-Carb oder Low-Protein handelt. Die Mitte ist das Maß – essen, was gut schmeckt, ausgeglichen und abwechslungsreich ist.

Gesund ist, was Spaß macht und worauf man Lust hat

Jahrelang wurde versucht, uns mit wissenschaftlichen Erkenntnissen den Appetit zu verderben. Dabei sollte die Ernährungsforschung endlich zugeben, dass sie kaum weiß, was gesund ist. Tendenziell gilt: Es kann nicht schaden, sich nicht zu fett, zu süß und zu üppig zu ernähren – und mehr Grünzeug als tote Tiere zu essen. Aber nicht mal das ist richtig belegt, und garantiert nicht ein langes, gesundes Leben.

Es gab eine Zeit, als Essen noch Spaß machte. Damals prahlten Joghurts, Softdrinks, Chips und Brotaufstriche noch nicht damit, wie cholesterinreduziert, fettarm oder vitamingeschwängert sie seien. Gekauft wurde, worauf man Lust hatte. Gegessen wurde, was auf den Tisch kam. Ende der 70er Jahre hat sich die Wissenschaft des Essens bemächtigt: Chemiker und Ernährungswissenschaftler zerlegten unser Essen, bis es ungenießbar wurde. Aus Essen wurden Nahrungsmittel, aus Nahrungsmitteln Eiweiß, Fett und Kohlenhydrate. Und es wurde weiter zerlegt. Plötzlich wimmelte es auf dem Teller von Transfetten, Acrylamiden, Isoflavonoiden und Tausenden anderen bedrohlich klingenden Substanzen. Die Wissenschaft hat unser Essen in molekulare Einzelheiten aufgespalten – das ist uns nicht gut bekommen.

Den Belästigungen professioneller Gesundbeter muss man entkommen. Unverlangte Empfehlungen zum gesunden Essen sind ungesund. Keiner sollte uns weismachen, dass Brokkoli Krebs verhindert, Algen Haarausfall stoppen und Olivenöl aus einer katalanischen Südlage die Koronarien frei pustet. Schön wär's ja, stimmt aber nicht.

Fremde Essgewohnheiten
sind kein Allheilmittel

Egal, ob die Diät aus Kreta, Transsilvanien oder dem ewigen Eis stammt: Es kommt nicht darauf an, was gegessen wird – sondern wie. Wer auf der Schwäbischen Alb oder im Münsterland wohnt, muss nicht Rituale der Inuit nachahmen und rohes Seehundfleisch verzehren – auch wenn man aufgeschnappt hat, dass es reichlich Omega-3-Fettsäuren enthält. Man muss nicht Kefir trinken wie im Kaukasus, Maniok essen wie die Buschmänner oder an Yamswurzeln kauen. Auch dann nicht, wenn in der Frauenzeitschrift steht, dass eine Schauspielerin auf diese Ernährung schwört. Schäufele mit Spätzle oder Grünkohl mit Pinkel tun es auch. Man hat viel für seine Gesundheit getan, wenn man regionale Spezialitäten genussvoll wie ein kretischer Hirte, genügsam wie ein Eskimo oder ausgelassen wie am Mittelmeer zu sich nimmt. Es ist wichtiger, welchen Stellenwert als welchen Nährwert das Essen hat.

Was nehmen Franzosen zu sich? Wildschwein, Gänseleber, Baguette, Rillette – alles Dinge, die schwer und fett sind und Arterien zukleistern müssten. Es ist die Bedeutung, die dem gemeinsamen Mahl zugeteilt wird, die französische Herzen und Adern schont. Es wird zelebriert, gemeinsam am Tisch zu sitzen und Speisefolgen aufzutragen.

In vielen Kliniken wird vereinsamten Menschen mit verkalkten Gefäßen mediterrane Ernährung empfohlen. Wer sich jeden Tag missmutig ein paar Löffel kaltgepresstes Olivenöl einflößt, wird davon kaum gesundheitlichen Nutzen haben. Besser würde auf dem Rezept stehen: Laden Sie Freunde zu Schweinebraten, Nudelauflauf oder Eintopf zu sich ein.

Essen wie ein Allesfresser

Wer möglichst vielseitig isst, kann wenig falsch machen. Wenn es darauf ankommt, können Wissenschaftler nämlich fast jedes Gericht zum Allheilmittel deklarieren. Sogar Pizza kann man sich schön forschen. Mailänder (!) Wissenschaftler haben beschrieben, dass bereits gelegentlicher Pizzaverzehr das Infarktrisiko um 22 Prozent senkt, regelmäßiger Genuss sogar um 38 Prozent. Spanische Forscher lobten daraufhin das Nationalgericht Gazpacho, das ebenfalls vor Herzinfarkt schützen würde.

Es kommt eher darauf an, wie – und nicht was gegessen wird. Das heitere Mahl in beschwingter Runde, ob Pizza, Gazpacho oder Schweinebraten, hat günstigere Auswirkungen auf die Gesundheit als ein Vitamin- und Rohkostcocktail, der schlecht gelaunt verschlungen wird. Bei einem entspannten Essen ist die Konzentration der Stresshormone niedriger. Kein Wunder, dass sowohl in Frankreich als auch in Italien, wo das Essen einen zentralen Stellenwert im Alltag einnimmt, Herz-Kreislauf-Erkrankungen seltener sind als in nördlicheren Ländern.

Ernährung zwischen Mode und Gewohnheit

Ein origineller Kopf hat kürzlich vorgeschlagen, nur noch Bücher zu lesen, die schon mindestens zehn Jahre alt und noch lieferbar sind. Dies sei ein hilfreiches Kriterium dafür, dass sich die Weisheiten, Wahrheiten, Ratschläge und Erkenntnisse in dem Buch bewährt haben und so gut sind, dass sie überdauern. Der Rest ist Mode und inhaltlich wertlos oder taugt allenfalls zur Unterhaltung.

Für die meisten Diäten und Ernährungsempfehlungen gilt das Gleiche: modischer Schnickschnack mit immer neuen, abstrusen Ideen. Man muss sich fragen, ob die Diät nach Mondphasen, Schlafdauer oder Blutgruppe die seltsamere ist. Ein paar Regeln zur gesunden Ernährung gelten seit Jahrzehnten – und werden es wohl auch weiterhin: Es ist tendenziell gesünder, mehr Obst und Gemüse als tote Tiere zu essen. Vollkorn ist besser als Fertignahrung und Dosenfutter. Salz und Zucker sind nicht des Teufels, sollten aber nicht in übertriebener Menge im Essen landen. Wird das beachtet, sind viele Essgewohnheiten gesund – es gibt nicht die eine optimale Art, sich zu ernähren.

Ein schlechtes Gewissen ist ungesund, nicht das Essen

Man muss sich nicht rechtfertigen, wenn man Bratwurst oder Schweinshaxe auf dem Teller hat und sich zu den Nudeln noch eine Portion Pommes genehmigt. Viele Menschen haben dann ein schlechtes Gewissen, halten sich für kleine Sünder, die gerade furchtbar ungesund essen. Doch, es ist gesund, sollte man ihnen zurufen. Wenn du Lust darauf hast und dich darauf freust, beim Essen mit Kollegen nicht über den Ärger im Büro, sondern über das Wochenende zu reden oder über das Konzert, das du hören willst. Wer hingegen ständig aus Frust isst, in Hektik oder voller Zorn, für den kann ein Eisbein oder die Frikadelle zur gesundheitlichen Bedrohung werden. Ein Soja-Burger oder das Schollenfilet allerdings auch.

Selbst kochen und auf dem Markt einkaufen

Auf dem Markt einkaufen statt im Supermarkt. Und selbst kochen. Das sind zwei einfache Empfehlungen, mit denen sich die größten Dummheiten bei der Nahrungssuche und -zubereitung vermeiden lassen. Wer selbst kauft und zubereitet, was er zu sich nimmt, der achtet stärker auf Abwechslung und gute Produkte. Werden natürlich gewachsene Lebensmittel verarbeitet, kann man nicht viel falsch machen.

Wie Diät-Empfehlungen krank machen

Man müsste die Ernährungswissenschaften abschaffen, um die Menschen endlich in Ruhe essen zu lassen, worauf sie Lust haben. Die permanenten Empfehlungen, sich gesünder zu ernähren, machen die Menschen nur kränker. Viele Empfehlungen zur gesunden Ernährung sind nicht wissenschaftlich belegt. Solange man keine Beweise dafür hat, dass etwas schädlich oder nützlich ist, besteht der mit Abstand beste Ernährungsratschlag darin, keine Ernährungsratschläge zu befolgen.

Obst und Gemüse gehen immer

Tendenziell ist es gesünder, mehr Obst und Gemüse als fettes Fleisch zu essen. Diese Form der Ernährung schont das Klima und die Blutgefäße, zögert die Erderwärmung wie den Herztod hinaus. Wer mindestens fünfmal am Tag Obst oder Gemüse isst, bekommt zu 30 Prozent seltener einen Herzinfarkt oder Schlaganfall als jene, die nur ein- oder zweimal am Tag Frisches zu sich nehmen.

Den Blutdruck senkt eine Kost mit vielen pflanzlichen Anteilen ebenfalls. Dick wird man mit einer hauptsächlich auf Obst und Gemüse beruhenden Diät auch nicht so schnell. Wer aber damit rechnet, mit Äpfeln, Brokkoli, Rot- oder Rosenkohl einen Schutz vor Krebs zu sich zu nehmen, hat sich getäuscht. Das funktioniert leider nicht. Wer Krebs verhindern will, sollte lieber aufhören zu rauchen.

Das Salz in der Suppe sollte keine Bedenken verursachen

Wer gesund ist, muss nicht auf Salz verzichten. Es ist unbestritten, dass erhöhter Blutdruck die Wahrscheinlichkeit für Herzkrankheiten, Schlaganfälle und andere Leiden erhöht. Doch ob Salz im Essen dazu beiträgt, ist zweifelhaft. Selbst starker Salzkonsum erhöht den Blutdruck nur gering – um 1 bis 2 Millimeter auf der Quecksilbersäule (mm Hg). Bei älteren Menschen verändert sich der Blutdruck stärker, bei massivem Salzkonsum um 5 mm Hg.

Umgekehrt lässt sich der Blutdruck nur geringfügig senken, wird Salz in der Nahrung beschränkt. Er fällt um 1 mm Hg, wenn die tägliche Salzaufnahme um zwei Gramm vermindert wird. Viele Ärzte sehen keine Beweise dafür, dass Menschen länger oder besser leben, wenn sie ihren Salzkonsum einschränken. Manche Kardiologen sagen zwar, dass selbst eine geringe Senkung des Blutdrucks Herzkrankheiten vermindert. Hochdruckpatienten wird daher eine Salz-Beschränkung empfohlen.

Andere Wissenschaftler argumentieren hingegen, dass weniger Salz und geringerer Blutdruck auch schädliche Nebenwirkungen nach sich ziehen können: Dazu zählen erhöhter Blutzucker und die Ausschüttung von Stresshormonen. Auf diese Weise kann auch eine Verringerung des Salzkonsums zu mehr Herz-Kreislauf-Zwischenfällen und Todesfällen führen.

Salzstreuer auf dem Tisch einzusparen beeinflusst den Salzkonsum kaum

In den Industrieländern nehmen die Menschen im Durchschnitt acht bis zwölf Gramm Salz täglich auf. Fünf Gramm würden reichen. Doch selbst wenn jemand seinen Konsum einschränken will, würde das nicht leichtfallen. 80 Prozent des aufgenommenen Kochsalzes sind in den Lebensmitteln bereits enthalten – in Wurst, Käse, Konserven und Fertiggerichten. Das Nachsalzen am Tisch macht nur einen geringen Anteil der aufgenommenen Salzmenge aus.

Es gibt zwar medizinische Fachgesellschaften, die für Gesunde weniger Salz empfehlen. Doch die Umsetzung müsste die Lebensmittelindustrie einbeziehen. Da der gesundheitliche Nutzen fraglich ist, gibt es keinen Grund, seinen Mitessern den Salzstreuer zu untersagen.

Wie Rituale helfen,
Ängste zu überwinden und Sicherheit
zu gewinnen

Sich immer wieder an die eigene Nase fassen kann sehr nützlich sein. Rituale helfen, Sicherheit zu gewinnen. Sie machen stark, um in schwierigen Situationen weiterzukommen. Vielen Menschen gelingt es so, Ängste zu überwinden. Vielleicht sind sie nicht weg, aber man kann damit zurechtkommen. Manchmal kommt ein Anflug von Angst wieder. Aber eingeübte Handlungen helfen, sie zu vertreiben.

Man muss sich ein Tennismatch von Rafael Nadal anschauen. Es kommt einer Marotte gleich, wie er sich aufführt. Hat er Aufschlag, fasst er sich erst an die Nase, dann ans Kinn, dann an die Stirn. Und meistens an die Rückseite seiner Hose. Ist er mit der Zeremonie fertig, tippt er den Ball zehnmal auf, bevor er ihn spielt.

Manche Menschen fürchten sich im Dunkeln. Andere kauen an den Fingernägeln. Wieder andere haben Höhenangst oder Flugangst. Viele Menschen sind betroffen, auch Profisportler. Der 14-malige Grand-Slam-Sieger Nadal gilt zwar als extrem nervenstark auf dem Platz. Er kann aber nur bei Licht schlafen und findet auf Turnierreisen nur Ruhe, wenn seine Familie die Nachbarzimmer im Hotel belegt.

Man kann das neurotisch nennen – oder auch als Ritual sehen, das Nadal hilft, sich zu konzentrieren und Unsicherheiten zu vergessen. Andere mögen schmunzeln, aber das ist egal. Für ihn ist das eine wertvolle Unterstützung, um sich nicht von unangenehmen Gedanken ablenken zu lassen.

Sich gut riechen können
ist wichtig für die Beziehung

Wer sich nahekommen und es bleiben will, muss einander riechen können. Evolutionär ist dieses Auswahlkriterium sinnvoll, denn ein attraktiver Geruch weist darauf hin, dass der Partner ein anderes Immunsystem hat. Tun sich zwei Menschen zusammen, die sich riechen können, bedeutet dies, dass die Abwehrsysteme ihrer Nachkommen widerstandsfähiger gegen Keime sind.

Die persönliche Duftnote des anderen wird dann als attraktiv empfunden, wenn sie sich von der eigenen stark unterscheidet. Man kann sich gut riechen, wenn man sich – zumindest aus immunologischer Sicht – möglichst fremd ist. Ist der Geruch dem eigenen ähnlich, wird er hingegen als unattraktiv empfunden. Bei einigen afrikanischen Stämmen beschnuppern Männer und Frauen sich unter den Achseln und im Schritt; also an jenen Stellen, an denen viel Schweiß und Duftsekrete abgegeben werden. Gefällt der Odeur, kann man sich näherkommen.

Auch unter den Stämmen der Bayern waren Schweißtücher im 20. Jahrhundert auf Festen sehr beliebt. War er während des Schuhplattlers erhitzt, zog der Mann sein Tuch unter der Achsel entlang und wirbelte es herum, damit Interessentinnen zum Dufttest antanzen konnten. Sich zu »beschnuppern«, bevor man sich aufeinander einlässt, ist daher nicht nur für Tiere von Bedeutung, sondern auch beim Menschen.

Sich gut zu verstehen
schützt vor Schnupfen

In harmonischen Beziehungen werden beide Partner seltener krank. Liebe und eine von positiven Gefühlen geprägte Verbindung kann eine ebenso hilfreiche Arznei sein wie ein Medikament. Akut verliebt zu bleiben hilft und schützt vor Schnupfen. Es ist offenbar von doppelter Bedeutung, wenn jemand »verschnupft« ist. Die Triefnase wie auch das Gefühl, vernachlässigt zu werden, hängen zusammen.

Liebe, positive Gefühle und Geborgenheit bieten nicht nur Linderung bei schweren Erkrankungen wie Herzinfarkt, Schlaganfall oder Krebs. Auch unter banalen Leiden wie grippalen Infekten mit Schnupfen, Husten, Heiserkeit, aber auch an Sodbrennen oder Magenverstimmung leiden Menschen seltener, wenn sie das Gefühl haben, von ihrem Partner geschätzt und geachtet zu werden.

Hochnäsige Menschen haben
öfter Beziehungsstress

Wer sich selbst bescheidet und seine Ziele nicht zu hoch hängt, ist zufriedener. Das gilt auch für Beziehungen. Paare sind besonders dann mit dem Zustand ihrer Ehe zufrieden, wenn sie das Gefühl haben, für andere Partner nicht wahnsinnig erstrebenswert zu sein. Eine bescheidene Selbsteinschätzung führt dazu, dass sie den Wert der eigenen Beziehung umso höher einstufen. Das bezieht sich auf die Zufriedenheit in der Ehe wie auch auf die sexuelle Befriedigung in der Partnerschaft.

Haben Partner hingegen – egal ob Mann oder Frau – das Gefühl, jederzeit einen anderen Partner finden zu können, sind sie mit der eigenen Ehe nicht sehr zufrieden. Insofern tut es der Haltbarkeit einer Beziehung gut, wenn beide den Eindruck haben, andere Männer und Frauen sowieso nicht erreichen zu können – und dies auch gar nicht zu wollen, so wie in der Fabel vom Fuchs und den Trauben.

Feedback berücksichtigen
und einbauen

Wer weiß schon, ob er auf dem richtigen Weg ist, wenn er immer nur sein Programm abspult. Ohne Rückmeldung läuft man schnell in die Irre. Der amerikanische Blogger James Clear spricht von Feedback-Schleifen, die er in seinen Alltag einbaut. So schaut er regelmäßig einmal pro Woche, wie viele E-Mails er auf seinen Newsletter bekommt. Sind es weniger Reaktionen als sonst, ist das für ihn ein Zeichen, sich mehr Mühe mit seinen Texten zu geben. Anstatt stur das Ziel zu verfolgen, soundso viele Texte zu schreiben, kann er seine Arbeit anpassen.

Im Beruf oder in der Beziehung hilft es, sich regelmäßig zu vergewissern, ob man Situationen, Schwierigkeiten oder auch die gemeinsame Richtung ähnlich einschätzt. Diese Abstimmung gibt wichtige Hinweise, ob man auf der richtigen Spur ist – oder die Spur komplett wechseln sollte.

Beziehungsalarm – wenn eine
laute Beziehung plötzlich leise wird

Wenn eine intensiv-laute Beziehung plötzlich leise wird und niemand mehr mit der Faust auf den Tisch haut oder die Schrankwand und den Partner anbrüllt, ist das ein Alarmsignal. Dann ist die Beziehung vermutlich ernsthaft in Gefahr, weil dann nicht mal mehr die gegenseitige Aggression verbindend wirkt. Gleichgültigkeit ist das schlimmste Gift für eine Beziehung.

»Pack schlägt sich, Pack verträgt sich.« Von außen betrachtet, kann eine Verbindung, in der sich beide streiten, wie das reine Grauen wirken. Man fragt sich manchmal, warum Menschen sich diesen Ärger antun. Streit, Ärger, Wut und manchmal sogar Hass – immerhin sind das Gefühle, die beide Partner für einen Moment wieder miteinander verbinden, auch wenn es fast ausschließlich negative Gefühle sind, die gelegentlich diese Nähe ermöglichen.

Immerhin signalisiert der Streit, dass man sich noch nicht völlig egal ist und nicht mal mehr die Kraft und Anteilnahme aufbringt, sich über den anderen zu ärgern. Höchste Gefahr für eine Partnerschaft besteht also nicht, wenn Teller fliegen und sich beide anschreien – sondern wenn in einer lebhaften Beziehung plötzlich Stille herrscht.

Zuhören – und die Partnerschaft hält länger

Teilnehmendes Zuhören ist ein einfaches, aber im Alltag nicht leicht umzusetzendes Mittel dagegen, dass die Liebe abhandenkommt. Videoanalysen von Paaren zeigen, dass es »kritische Momente« in Alltagsgesprächen gibt, die Aufschluss darüber geben, ob eine Beziehung lange halten wird oder nicht. Vereinfacht gesagt, müssen beide Partner das Gefühl haben, dass ihre Erzählungen vom Tage mit Interesse und Anteilnahme »belohnt« werden. Ist dies nicht der Fall, drohen Frustration und Abkehr. Beides sind Reaktionen, die schnell die Beziehung gefährden können.

Typisch ist das Paar, das sich abends beim Essen wiedersieht, nachdem er im Büro war und sie sich um Kinder und Haushalt gekümmert hat. Sie erzählt von den Fortschritten, die der zweijährige Sohn gemacht hat. Der Mann ist nicht bei der Sache. Unvermittelt beginnt er von seinen Erlebnissen im Büro zu erzählen. Jetzt ist sie desinteressiert, aber auch irritiert, da er ihr Gesprächsthema nicht aufgenommen hat. Verletzt durch die gegenseitige Gleichgültigkeit droht auf Dauer Distanz und Desinteresse. Die Prognose für solche Beziehungen ist nicht gut.

Schutz für die Ohren – Flüstern senkt Gesundheitsrisiken

Öfter mal zu flüstern schützt vor unnötigem Lärm. Das entlastet die Ohren der anderen, aber auch die eigenen. Die Geräuschbelastung im Alltag sinkt – verstehen kann man sich trotzdem. Gesundheitliche Nachteile durch Geräusche werden immer noch unterschätzt. Lärm nervt nicht nur, er macht auch aggressiv und krank. Auf Dauer erhöht Lärm den Blutdruck und das Risiko für Herzinfarkt und Schlaganfall. Flugzeuge, die mit 50 Dezibel ein Wohngebiet überfliegen, schaden bereits Herz und Kreislauf der Anwohner, obwohl dieser Geräuschpegel nicht lauter ist als starker Regen an der Fensterscheibe oder das Geräusch eines alten Kühlschranks. Um die Lärmbelastung im Alltag effektiv zu vermindern, hilft es schon, im Gespräch immer wieder mal die Stimme zu senken.

»Lärmschlucker« verringern Gesundheitsgefahren

Mit einfachen Strategien lässt sich die Lärmbelastung effektiv verringern. Für die Gesundheit zahlt sich das aus, denn viele Krankheiten kommen häufiger bei Menschen vor, die dauerhaft störenden Geräuschen ausgesetzt sind.

Dringt Lärm hauptsächlich von außen herein, etwa durch stark befahrene Straßen oder Bahnlinien, helfen Schallschutzfenster und -türen. Aber auch Innenräume können leiser werden: Teppiche statt Parkett oder Laminat, bodentiefe Vorhänge statt Rollos. Grünpflanzen dämpfen ebenfalls Geräusche. Zudem gibt es leise Elektrogeräte, die durch Lärmschutz-Siegel zu erkennen sind. Telefon, Handy, Fax und Co. lassen sich zumeist leiser stellen. Und bei lauter Gartenarbeit mit Rasenmäher, Heckenschere oder Motorsäge sind Kopfhörer zu empfehlen.

Störende Geräusche umdeuten, und sie stören weniger

Geräuschen einen anderen, das heißt einen positiven Sinn geben hilft. Wer den Lärm umdeutet, wird davon weniger gestört. Der Rasenmäher des Nachbarn nervt? Beim Geräusch des Zahnarztbohrers tut der Backenzahn von alleine weh? Da hilft nur, beim Rasenmähen fortan an den Duft von frischem Gras zu denken oder an ein Bett im Kornfeld. Das fiese Fiepen des Zahnarztbohrers kann man auch als baldiges Ende der Behandlung verstehen. Und wen das Bellen eines Hundes stört, kann daran denken, wie süß das eigene Haustier ist.

Eine ähnliche Strategie wird Patienten mit Tinnitus empfohlen. Auch hier kann der Versuch, das Geräusch anders zu bewerten, hilfreich sein. Haben Patienten zuvor den Eindruck, sie hätten ständig das Geräusch eines Pressslufthammers oder einer Eisenbahn im Ohr, können sie sich selbst zu positiveren Assoziationen verhelfen. Das kann ein Gebirgsbach sein, an den man denkt – oder auch die Bahn, aber dann wenigstens mit den Annehmlichkeiten der ersten Klasse.

Wertschätzen, verändern
oder abhauen

Im Amerikanischen gibt es einen pragmatischen Umgang mit Widrigkeiten des Alltags: »Love it, leave it or change it.« Entweder man mag etwas, oder man entzieht sich der Situation, oder man ändert sie. Auf Lärm bezogen, bedeutet dies: Wenn man nervtötende Geräusche nicht positiv umdeuten kann, muss man etwas ändern – oder den Rückzug antreten. Sich über Lärm zu ärgern ist jedenfalls Zeitverschwendung und verursacht oft mehr Stress als der Lärm selbst. Also positiv sehen, ändern – und im Extremfall bleibt nur, den Job oder Wohnort zu wechseln.

Ohrenwaschen »light«
reicht völlig aus

Es reicht, die Ohren beim Duschen, Baden oder mit dem Waschlappen zu reinigen. Ohrenstäbchen sind nicht nötig, manchmal sogar schädlich. Damit kann man das Trommelfell verletzen, außerdem wird mit Hilfe der Wattestäbchen meist zu viel Ohrenschmalz entfernt. Der ist jedoch nützlich und wichtig, denn er schützt vor Bakterien und anderen Eindringlingen.

Stressabbau:
Frauen brauchen Nackenmassagen – und ruhige Partner

Männer helfen ihren Partnerinnen in belastenden Situationen am besten, wenn sie ihnen den Nacken massieren – und die Klappe halten. Wissen freiwillige Versuchsteilnehmer, dass sie in wenigen Minuten vor Publikum frei reden und anschließend von einer Zahl wie 2343 mehrfach 87 subtrahieren sollen, bedeutet das puren Stress. Werden Paare vor dieser Belastungsprobe allein gelassen, sinken die Stresshormone von Frauen am effektivsten, und Puls, Atmung und Blutdruck nähern sich Normalwerten an, wenn ihr Partner ihnen den Nacken massiert. Kein Wort, bloßes Handauflegen. Versuchen Männer hingegen, die Frauen verbal zu beruhigen, während sie unter Stress stehen, hat das kaum positive Auswirkungen auf die körperliche Alarmreaktion. Im Gegenteil, die Frauen fühlen sich stärker gestresst.

Männer brauchen Ansporn – und Partnerinnen, die sie anfeuern

Stehen Männer unter Stress, weil ihnen eine unangenehme Aufgabe droht, wollen sie vor allem von ihrer Partnerin Zuspruch: Sie muss ihm den Rücken stärken, ihn aufmuntern und immer wieder sagen, dass er die Probe schon meistern wird. Dazu hilft es, ihn anzuspornen wie einen Sportler vor dem Wettkampf: »Du bist der Beste, du schaffst es.«

Freundlichkeit verhindert, dass der Hals schwillt

Freundlichkeit und ein gutes Verhältnis zu Nachbarn und Bekannten tun gut. Es verhindert buchstäblich, dass Wut, Ärger und schlechte Laune krank machen. Wer feindselig gegenüber anderen ist, aggressiv und nur auf seinen Vorteil bedacht, tut sich hingegen nichts Gutes. Eine Untersuchung in Sardinien ergab, dass jene, die unangenehm im Umgang und garstig zu ihren Nachbarn waren, verdickte Wände der Halsschlagadern hatten. Wer oft aufbrausend und ärgerlich reagiert, erleidet früher einen Herzinfarkt oder Schlaganfall, denn die Wanddicke der Halsschlagader zeigt das Risiko für diese Herz-Kreislauf-Gefahren an. Die Beweise werden immer stärker, dass Unzufriedenheit und Aggressionen nicht nur schlechte Laune machen, sondern auch das Leben verkürzen.

Wenn Druck an der falschen Stelle schwindelig macht

Es kann beim Rasieren passieren oder bei zu viel manuellem Druck. Gerade massiert der Rasierapparat die hartnäckigen Stoppeln am Hals, da setzt plötzlich dieser unangenehme Schwindel ein. Das ist nicht krankhaft, sondern ein physiologischer Regelmechanismus für den Blutdruck. Auf beiden Seiten, leicht oberhalb und seitlich vom Kehlkopf, befindet sich das druckempfindliche Gewebe, das dem Gehirn signalisiert, ob der Blutdruck im Kreislauf stimmt. Bei Bedarf wird entsprechend gegenreguliert und der Druck erhöht oder verringert. Bei manuellem Druck von außen oder durch den Rasierer, bekommt das Gehirn das Signal, dass der Blutdruck sehr hoch ist – und nimmt Druck raus, was zu Schwindelanfällen führen kann. Wer hier empfindlich ist, muss sich keine Sorgen machen, sondern nur die sensible Stelle am Hals in Zukunft vorsichtiger berühren.

Ohne Worte –
Reden ist manchmal überflüssig

Es gibt viele Situationen, in denen sich zeigt, dass tiefes Verständnis herrscht, ganz ohne Worte. Menschen berühren sich öfter, wenn sie sich nahestehen oder gerade alles passt. Gute Freunde umarmen sich zur Begrüßung und festigen auf diese Weise ihre Gemeinschaft. Und zumeist fällt die Umarmung herzlicher aus, wenn man sich länger nicht gesehen hat. Wer sich auf diese Weise herzt, ist sich der gegenseitigen Zuneigung bewusst und will dieses Gefühl auch körperlich ausdrücken. Dazu muss man gar nichts sagen.

Der Ausdruck einer besonderen Verbundenheit zeigt sich auch beim Sport. Fußballer, deren Zusammenhalt besonders gut ist, fassen sich während des Spiels öfter an, umarmen sich häufiger oder ermuntern sich immer wieder mit einem kleinen Klaps. Und wenn sich der Erfolg einstellt und es gute Nachrichten oder gemeinsame Begeisterung gibt, dann gilt auch außerhalb des Sports: Man möchte die ganze Welt umarmen. Und dieses Gefühl teilt sich ganz ohne Worte mit.

Gespräche begrenzen
führt zum Wesentlichen

Ist die Zeit vorgegeben, kommt das Wichtige schneller zum Vorschein. Es ist sinnvoll, Gespräche zu begrenzen und ihnen Rahmen und Struktur zu geben. Nicht primär aus Zeitdruck, sondern um das Wesentliche zum Glänzen zu bringen und dem Gesprächspartner verständlich zu machen, worum es wirklich geht.

In vielen Situationen gilt das Motto: Es ist schon alles gesagt worden, nur noch nicht von allen. Wer für Besprechungen und Konferenzen im Job ein Zeitlimit vorgibt, beugt Ermüdung und Langeweile unter Kollegen vor und trägt dazu bei, dass die wichtigen Dinge zuerst und nicht noch tausend andere Themen besprochen werden.

Auch privat und in Beziehungsgesprächen kann es sinnvoll sein, die Zeit zu begrenzen und sich vorzunehmen, zunächst nur einen – den wichtigsten Aspekt – anzusprechen und nicht gleich die ganze Beziehung auf den Prüfstand zu stellen.

Psychotherapeuten gehen oft nach diesem Muster vor. Sie sagen Patienten, dass sie jetzt 20 oder 30 Minuten Zeit haben, die sie dafür nutzen wollen, einem Problem auf die Spur zu kommen.

Wer ständig übers Essen redet, ist kein angenehmer Tischnachbar

Man sollte Menschen aus dem Weg gehen, die nur übers Essen reden. Denn bei ihnen dreht sich alles ums Essen. Allerdings nicht um die Frage nach dem passenden Restaurant für den Abend oder die Speisefolge, sondern um Nährwerte, Kalorientabellen und den Vitamingehalt. Sie kennen jeden Speisefisch beim Vornamen, und sie wissen genau, welchen Anteil an ungesättigten Fettsäuren er enthält und wie viele Enzymextrakte.

Solche Menschen sind besessen vom gesunden Essen – als Orthorexie bezeichnen Ärzte und Psychologen das Beschwerdebild, wenn alle Gedanken nur noch auf eine möglichst gesunde und schadstoffarme Nahrungsauswahl gerichtet sind.

Kränkungen vermeiden,
nicht alles sagen

Zärtliche Bemerkungen sind ähnlich wohltuend wie zärtliche Berührungen. Besser ist es, freundliche oder aufmunternde Worte über den Partner und die Beziehung zu finden. Wenig hilfreich sind abschätzige Bemerkungen über den anderen. Dabei ist es egal, ob es um den Fahrstil, die Kleidung oder das Verhalten des Partners geht. Schroffer Umgang kann sogar weh tun. Unbedingt zu vermeiden sind negative Bemerkungen über das Sexualverhalten des Partners. Das heißt nicht, dass man sich alles gefallen lassen sollte. Aber Witze oder anzügliche Bemerkungen über das Aussehen oder den Aggregatzustand der Geschlechtsorgane oder anderer Körperteile sind nicht zu empfehlen. Selbst wenn man sich gut kennt, sind dies heikle Anspielungen, die das Vertrauen untergraben und als verletzend empfunden werden und dauerhaft kränken können, obwohl sie vielleicht heiter gemeint sind.

Wenn die Sprache die
Einstellung verrät

Sprachliche Wendungen entsprechen oft der Physiologie des menschlichen Körpers. Wenn »das Blut stockt«, Menschen also ängstlich oder erschrocken sind, dann ist die Gerinnung tatsächlich eingeschränkt und das Blut zähflüssiger. Ähnlich sprechend ist der Begriff »warmherzig«. Man beurteilt andere freundlicher, wenn man warme Füße hat oder vor dem glühenden Kamin sitzt. Wer freundliche Briefe gelesen hat, fühlt sich subjektiv wärmer – und wer warme Hände hat, fühlt sich Freunden oder der Familie näher.

Wenn enge Beziehungen entstehen, denken die Beteiligten mit einem wohligen Gefühl aneinander. Die Wärmeregulation des Körpers verläuft auf neurobiologischer Ebene ähnlich wie die »warme« Erfahrung von Zusammengehörigkeit und Zuneigung. Die Ebenen der sozialen Nähe und Distanz werden durch Metaphern rund um das Themenfeld Wärme und Kälte treffend ausgedrückt. Da sich die Empfindungen auch in der physiologischen Wahrnehmung der Menschen und ihrer Körpertemperatur widerspiegeln, wäre der Begriff »Beziehungs-Thermometer« treffend.

Gefühle werden in einer Hirnregion verarbeitet, der Insel, die als Teil des »emotionalen Gehirns« gilt. Dort wird in enger Nachbarschaft der physikalische Eindruck der Temperatur registriert, aber auch das Gefühl, jemanden als freundlich und warmherzig zu empfinden und ihm vertrauen zu können.

Freundliche Worte und positive Ausdrücke verändern die Wahrnehmung

Werden positive Begriffe benutzt, verbessert das nicht nur die Stimmung, sondern andere Menschen erscheinen auch in einem besseren Licht. Wenn Eigenschaften von Personen beschrieben werden, zeigt sich, dass es einen Unterschied macht, ob zusätzlich die Eigenschaft kalt oder die Eigenschaft warm als Charakteristikum gewählt wird. Wer als warm gilt, wird in der Folge auch öfter mit Begriffen wie glücklich, freundlich, humorvoll oder großzügig charakterisiert. Taucht hingegen das Wort kalt auf, gelten die Charaktere in der Beurteilung durch andere schnell als rücksichtslos, geizig oder missmutig. Es ist also leicht, durch die passende Wortwahl die Mitmenschen freundlicher wirken zu lassen.

Zufriedenheit –
Eigene Erfolgsrezepte anzuerkennen,
zahlt sich aus

Man kann sich auch mal selbst auf die Schulter klopfen. Man muss nämlich gar nicht alles ändern, wenn man etwas ändern will. Vieles ist schon richtig so, wie man es macht. Schließlich sind wir alle ein Erfolgsprodukt der Evolution. Es gibt die Menschen schon eine ganze Weile auf der Erde. Es kann also nicht alles falsch gewesen sein. Und da alle Veränderungen schwerfallen, lohnt es, sich die bisherigen Erfolgsrezepte genauer anzuschauen und zu überprüfen, was davon hilfreich ist. Häufig taugen sie nämlich etwas – und dann sollte man sie nutzen.

Wie aus der Schwäche
eine Stärke wird

Wer sich unterlegen fühlt, muss nicht der Unterlegene sein. Manchmal kann aus einem Handicap ein Vorteil werden. Man kann seine Ziele auch ohne besonderes Talent verfolgen. Wichtiger ist das Durchhaltevermögen, es immer wieder zu versuchen.

Desmond Douglas war einer der erfolgreichsten Spieler der Tischtennis-Bundesliga. Der Brite war der Inbegriff des reaktionsschnellen Spielers. Er blieb immer an der Platte und trieb mit schnellen Richtungswechseln seine Gegner zur Verzweiflung. Kann man nichts machen, Ausnahmetalent, keine Chance. So lautete das Urteil der Unterlegenen über Douglas. Als der Brite mit anderen Sportlern an einem Reaktionstest teilnahm, schnitt er jedoch am schlechtesten ab. Wie konnte das sein?

Douglas wuchs in einem Problemviertel in Birmingham auf. Er kam zum Tischtennis, spielte täglich. Die Halle, in der er trainierte, war jedoch so klein, dass die Spieler bei Angriffsbällen des Gegners nicht weit hinter die Platte konnten, um zu verteidigen. Douglas blockte und konterte blitzschnell, ohne auszuweichen. Nicht weil er so reaktionsschnell war, sondern weil er es so gelernt hatte und nicht anders konnte.

Was das heißt? Man kann sich immer einreden, andere haben mehr Talent, gegen sie hat man im Sport, in der Musik oder im Job sowieso keine Chance. Oftmals sind es aber gerade besondere Zwänge, die jemanden erfolgreich machen. Weil er sich daran gewöhnen und unter widrigen Umständen eine Lösung finden muss. Sogar wenn hinter der Tischtennisplatte nur wenige Zentimeter Platz sind.

Selbstvertrauen setzt
überraschende Energien frei

Wenn man sich etwas zutraut, klappen oft die erstaunlichsten Dinge. Furchtlos, unverkrampft und mit Glück gelingt manchmal sogar ein Überraschungserfolg. Nach den Olympischen Spielen 2012 waren einige Sportler in Reinhold Beckmanns Talkshow zu Gast, darunter Turner Fabian Hambüchen und Tischtennis-Crack Timo Boll. Gegen Ende kam das, was Könnern an der Tischtennisplatte oft passiert: Sie sollen Aufschläge vorführen – damit die verdutzten Spieler auf der anderen Seite staunen, dass der Ball überall hinspringt, nur nicht auf die Platte.

So auch der Plan bei »Beckmann«. Timo Boll setzte zum kunstvollen Aufschlag an. Fabian Hambüchen sollte retournieren. Boll vollbrachte eine erstaunliche Bewegung mit dem Schläger und war gespannt, wo Hambüchens Ball landete. Der Turner holte aus, traf den Ball perfekt und schmetterte ihn auf Bolls Seite zurück. Timo Boll war so überrascht, dass er den Ball nicht erreichte.

Fabian Hambüchen ließ sich vom Aufschlag nicht irritieren und spielte den Ball schnörkellos zurück. Es war ein glücklicher Schlag, und die folgenden Aufschläge hätte er wohl kaum zurückgebracht. Aber darum geht es nicht, sondern darum, dass sich Hambüchen zugetraut hat, den Ball des Profis direkt zu kontern. Er hatte schließlich nichts zu verlieren – und dabei gelang ihm ein so guter Schlag, dass sogar der Tischtennis-Champion nichts erwidern konnte.

Erfolgreich mit eingeübten Bewegungsmustern

Bewegungen nachahmen ist hilfreich. Die Gedächtnisleistung ist besser, wenn nicht nur über einen Vorgang geredet, sondern wenn er gleichzeitig mit Gesten begleitet wird. Wird beispielsweise im Film ein Polizist gezeigt, der einen Eimer wegschleudert, oder ein Mann, der ein Huhn in Richtung eines Gerüstes trägt, oder ein Jogger, der seine Zehenspitzen berührt, erinnern sich Freiwillige besser an die Filmsequenzen, die sie gesehen hatten, wenn sie einige der Situationen mit den Armen (oder anderen Teilen ihres Körpers) nachgestellt hatten. Auch drei Wochen später ergibt sich das gleiche Muster in der Gedächtnisleistung.

Ähnliches ist von Sportlern bekannt, die den Bewegungsablauf vor dem Wettkampf nachvollziehen und innerlich durchgehen. Sie empfinden beispielsweise die Kurven beim Riesenslalom oder auf der Formel-1-Strecke nach oder imaginieren sich in die Schwünge und Griffe am Reck. Wer auf diese Weise vorbereitet an den Start geht, erzielt bessere Erfolge, weil das Gehirn und der Körper bereits auf die Bewegungen abgestimmt sind.

Umarmen und anfassen,
wenn einen etwas anfasst

Wenn sich Menschen im Konflikt anfassen und beispielsweise die Hand auf den Arm oder die Schulter legen, tut das ihnen und den anderen gut und stabilisiert die Beziehung. Sich zugewandt gegenüber dem Partner zu verhalten stärkt die Partnerschaft. Erstaunlich viele Paare streicheln sich im Alltag kurz, nehmen sich in den Arm oder berühren einander auf andere Weise. Das hebt regelmäßig die Stimmung.

Wer seinen Ärger unterdrückt, hat hingegen ein negativeres Bild der Partnerschaft. Fassen sich Paare vermehrt an, ist ihre Stimmung positiver. Aufeinander eingehen und Rückmeldung bekommen ist ein wichtiges Merkmal inniger Liebesbeziehungen, zudem entwickelt sich dadurch mehr Nähe. Haben die Partner das Gefühl, dass sich der andere immer wieder auf sie einlässt und sich um Nähe bemüht, wächst gegenseitig der Eindruck großer Vertrautheit.

Womöglich liegt es an der stressreduzierenden Wirkung von Berührungen, die nicht nur die Laune heben, sondern auch die Partnerschaft in hellerem Glanz erstrahlen lassen. Menschen fühlen sich ihrem Partner auch geistig näher, wenn sie ihn berühren oder von ihm berührt werden. Die Seelenverwandtschaft wächst also, wenn Streicheleinheiten ausgetauscht werden.

Der richtige Abstand
erleichtert das Miteinander

Menschen mögen es nicht, wenn Fremde ihnen auf die sprichwörtliche Pelle rücken. Einen Abstand von 40 bis 50 Zentimetern können wir gut ertragen, weniger halten wir schlecht aus. Diese Spanne entspricht ungefähr einer Armlänge und bezeichnet für die meisten Menschen den Mindestabstand, den Fremde einnehmen dürfen, ohne dass deren Nähe als einengend oder bedrohlich empfunden wird. Die Unterschiede sind individuell erstaunlich gering, und wer uns näher rückt, gilt schnell als übergriffig.

Kommt jemand trotzdem näher, weichen wir zurück und verstummen oder fühlen uns bedrängt und haben den Eindruck, mit dem Rücken zur Wand zu stehen. Der Herzschlag und selbst das Gefühl und die Empfindung der Haut verändern sich. Im vollbesetzten Fahrstuhl kann man dieses Verhalten regelmäßig beobachten.

Es ist nichts dabei, seinen Wohlfühlabstand einzuhalten und entsprechend auf Distanz zu gehen. Wer sich doch irgendwann näherkommen will, kann diesen Schritt immer noch gehen. Von sich aus den Abstand zu verringern ist aber etwas anderes, als von Anfang an bedrängt zu werden.

Achselhaare bieten Schutz – genauso wie Haare in Ohren, Nase und Intimbereich

Haare schützen vor Stößen. Neben der Dämpfung verhindern sie auch, dass Fremdkörper in den Körper gelangen und Infektionen sich entwickeln. Wer sich überall rasiert, öffnet nicht nur vielen Eindringlingen Tür und Tor. Gerade unter den Achseln bilden sich Abszesse, Entzündungen und Hautirritationen eher, wenn die Haare dort ständig abgesäbelt werden. Aggressive Deos und Lotionen malträtieren die Haut dann zusätzlich und befördern Ekzeme und Irritationen.

Regelmäßigkeit ist gesund

Der Mensch ist ein Gewohnheitstier, und sich daran zu halten zahlt sich aus. Der Organismus liebt es, vorhersehbar mit ähnlichen physiologischen Anforderungen konfrontiert zu werden. Das gilt besonders für Essen, Schlaf und Bewegung. Zu ähnlichen Zeiten zu essen ist ebenso zu empfehlen wie zu ähnlichen Zeiten ins Bett zu gehen und dort ähnlich lange zu bleiben – und zur selben Zeit aufzustehen. Auch beim Sport muss jeder seine für ihn passende Tageszeit finden. Wer partout keinen Frühsport mag, sollte sich nicht dazu zwingen, morgens zu joggen, sondern eher am späten Vormittag, am Nachmittag oder abends. Während Gehirn und Geist es schätzen, herausgefordert zu werden und neuen Aufgaben gegenüberzustehen, sind Stoffwechsel und Biorhythmus zufrieden, wenn sie sich auf feste Gewohnheiten verlassen können – und das am liebsten 365 Tage im Jahr.

Auszeiten und Pausen sind wichtig

In jedem Beruf, bei jeder Tätigkeit sind Pausen wichtig. Körper wie Geist brauchen regelmäßig Phasen der Erholung, in denen sich oftmals das Erledigte setzt. Ohne die Ruhephase des Schlafs würden Gedächtnisinhalte schneller wieder verschwinden, ohne Trainingspausen würde sogar der Profisportler schneller schlappmachen.

Aber auch andere Pausen sind wichtig. In Zeiten, in denen viele Menschen überfordert, überlastet, gestresst und ausgelaugt sind und sich angesichts von Informationsflut und ständiger Erreichbarkeit nach Ruhe sehnen, ist es wichtig, regelmäßige Auszeiten einzuplanen und alle elektronischen Nervensägen aus- oder stummzuschalten. Eine halbe Stunde tagsüber wäre ein guter Anfang. Und abends oder nachts dann komplett auf »Aus« stellen. Diese Art von Informations- und Kommunikationsdiät hält den Stresspegel schlank.

Jeder sollte die optimale Tageszeit für sein Leistungshoch finden

Die Leistungskurve schwankt im Tagesverlauf um bis zu einem Viertel. Das ist enorm. Jeder hat eine unterschiedliche Tageszeit, zu der er in Topform ist. Wann der beste Moment zum Bäumeausreißen ist, hängt vom individuellen Biorhythmus ab, wenige Stunden können schon viel ausmachen. Im Sport kann die richtige Startzeit sogar den Ausschlag geben für Sieg oder Niederlage, Goldmedaille oder vierten Platz.

Bisher galt der Abend als beste Zeit für sportliche Leistungen. Doch auch unter Athleten gibt es Nachtschwärmer und Frühaufsteher. Der Leistungshöhepunkt hängt davon ab, wie lang die Athleten bereits wach sind. Frühaufsteher, die um 7 Uhr aufstehen, sind fünf Stunden später, also um 12, in Topform. Wer zur mittleren Gruppe gehört und gegen 8.30 Uhr aus den Federn kriecht, ist von 15 bis 16 Uhr am fittesten. Langschläfer, die bis 10 Uhr schlummern, brauchen 10 wache Stunden und erreichen erst gegen 20 Uhr ihr Optimum. Auch in der Allgemeinbevölkerung sind die Leistungsunterschiede im Tagesverlauf groß. Die meisten Menschen erreichen den Gipfel der Leistungsfähigkeit morgens gegen zehn Uhr und nachmittags zwischen 16 und 18 Uhr, wobei morgens die Konzentrationsfähigkeit und nachmittags das körperliche Potenzial am größten sind. Bei Morgentypen ist der Rhythmus nach vorn verschoben, so dass sie mittags am fittesten sind, bei Abendtypen verschiebt sich alles nach hinten, vor 19 Uhr sollten sie nicht an Wettkämpfen teilnehmen. Wenn möglich, sollte jeder versuchen, den Tag so einzuteilen, dass die Tätigkeit zur Leistungskurve passt.

Pulsuhr oder Computer am Handgelenk vereinfachen das Training

Es gibt Zahlenfetischisten, die begeistert sind, wenn sie eine runde Zahl auf dem Radcomputer oder der Pulsuhr erreichen. Was für ein Fest, wenn im Frühjahr 1000 Kilometer auf dem Rad geschafft sind oder 30 Joggingkilometer in der Woche. Andere vergleichen sich in Listen und Tabellen mit Leuten, die auf derselben Strecke radeln oder laufen.

Man sollte sich den Spaß gönnen und dazu stehen, wenn man diese Art der Leistungsdokumentation mag. Man muss kein Informatik-Nerd sein, um sich bei seinem Sport zu »tracken« und Tabellen anzulegen oder Charts, in denen das Programm dokumentiert ist. Mittlerweile gibt es für nahezu jede Rennradstrecke Tabellen, in denen der »King of the mountain« oder andere Spitzenreiter aufgeführt werden. Die ermittelte Zeit am Radcomputer wird automatisch in die Liste übertragen, und man kann seine Bestzeit verbessern oder Rekorde aufstellen. Wer das nicht braucht, freut sich, wenn der Kilometerstand auf eine runde Zahl umspringt, und sieht dies als Ansporn, eine weitere runde Zahl oder eine Schnapszahl zu erreichen.

Auch medizinisch kann man sich selbst vermessen und beispielsweise über drei Monate erfassen, wie sich Puls, Blutdruck, Gewicht entwickeln. Auf diese Weise kann man für sich herausfinden, was einem guttut – und was schadet.

Pulsuhr und Computer
nicht zum Diktator werden lassen

Die Selbsterkenntnis durch Zahlen und Daten ist popu-lär, kann aber auch zur Belastung werden und Stress auslösen. Als »Quantified Self« sammelt man Fitnessda-ten, zählt Schritte oder erfasst seine Puls-Frequenzen. Das kann Spaß machen und Anreiz sein, siehe oben, aber eben auch ein Risiko. Denn wo ordnet sich der Mensch ein, und wer kontrolliert wen?

Wer ständig unzufrieden ist, weil er seine Zielzeiten nicht schafft und seinen Fitnesszustand nicht verbessert, tut sich nichts Gutes. Technologie kann das Leben zwar erleichtern, aber man sollte sich nicht davon abhängig ma-chen. Die Balance zwischen online und offline zu finden ist wichtig, sonst wird man zum Sklaven der vielen elektroni-schen Helferlein. Inzwischen berichten immer mehr ehe-malige Datensammler, wie entlastend und entspannend sie es finden, auch mal ohne Pulsuhr, Kilometerzähler oder Fahrradcomputer unterwegs zu sein – und es zu genießen, keine Leistungsvorgaben erfüllen zu müssen und keine Vergleiche mit sich selbst zu haben.

Alles im Griff –
was der Händedruck aussagt

Der Händedruck sagt viel über den Menschen aus, verrät etwas über seine Stimmung, womöglich sogar den Charakter. Offenbar zeigt der Handschlag aber nicht nur, ob jemand zaudernd oder zupackend in die Welt sieht, sondern er gibt auch Aufschluss über die Lebenserwartung und erste Anzeichen von Gebrechlichkeit. Nachlassende Kraft beim Händedruck ist ein Hinweis auf drohende Krankheit, eingeschränkte Mobilität und eine verkürzte Lebenszeit.

Kraftverlust in der Hand ist ein wichtiges Zeichen dafür, wenn Muskelschwäche und Altersbeschwerden drohen. In mittleren Lebensjahren bleibt die Kraft in den Händen weitgehend erhalten, um dann womöglich schon mit Anfang 50, mit 60 oder auch erst Jahre später stärker abzunehmen. Wie lange der Griff im Alter noch kräftig bleibt, ist vom Gesundheitszustand abhängig, von regelmäßiger Bewegung und Grundlagen der Konstitution.

Lässt die Kraft in der Hand nach, kommen zeitlich erstaunlich parallel andere Alterserscheinungen hinzu: Die Knochendichte nimmt ab, die Unsicherheit beim Gehen zu. Stürze werden häufiger, und Verrichtungen des Alltags lassen sich nicht mehr selbständig erledigen. Der Radius, den man noch allein bewältigen kann, schrumpft. Zusammengenommen verkürzt sich dadurch die Lebenserwartung erheblich. Wer jenseits aller Kraftmeierei richtig zupacken kann, sollte sich keine Sorgen machen, bald gebrechlich zu werden. Hier gilt: alles im Griff.

Das Gefühl der Sicherheit
begünstigt eine lange Partnerschaft

Wer sich sicher fühlt in seiner Beziehung, hat gute Chancen auf eine lange Ehe. Gefestigte Menschen, die sich in ihrer Beziehung sicher fühlen, bleiben lange zusammen. »Die aus der eigenen Kindheit rührende Gewissheit, sich sicher zu fühlen, gilt als ›Schutzfaktor‹ für Partnerschaften und verspricht eine lange Ehe.« Wer sich sicher gebunden fühlt, nimmt den Partner genauer wahr, geht auf ihn ein und stabilisiert auf diese Weise die Bindung.

Händchen halten lässt
Berge schrumpfen

Wer einen Partner gefunden hat und mit ihm zusammenbleiben möchte, sollte den beiläufigen Körperkontakt und die kleine Zärtlichkeit zwischendurch auf keinen Fall vernachlässigen. Schon Händchenhalten hilft, denn das senkt nicht nur das Bedrohungsgefühl, sondern die lindernde und stärkende Wirkung ist auch an vielen anderen Körperfunktionen abzulesen. Die motorische wie die emotionale Anspannung wird durchs Händchenhalten geringer, und die Schmerzwahrnehmung sinkt – das erleichtert und verlängert den Zusammenhalt in der Beziehung. Das gilt auch für gute Freunde: Sind gute Bekannte dabei, wirkt sogar ein Berg weniger steil. Je länger und besser man den Freund kennt, desto flacher erscheint der Anstieg.

Händchen halten hilft in unangenehmen Situationen

Wem unangenehme Situationen bevorstehen, dem hilft es, wenn ihm ein naher Mensch die Hand hält und einfach nur da ist und vermittelt: Ich halte dich, dir kann nichts passieren. Das kennt jeder vor Prüfungen oder einem unangenehmen Gespräch. Die Hand zu halten kann aber auch die Spritze beim Arzt erträglicher machen oder eine fürchterliche Standpauke. Die Kandidaten in Casting-Shows stehen ebenfalls Arm in Arm oder halten sich bei den Händen, um die Abstimmung des Publikums oder den Richterspruch der Jury besser ertragen zu können. Besonders Kindern hilft es, wenn sie vor unangenehmen Eingriffen beim Arzt nicht nur abgelenkt, sondern auch berührt werden. Alle Stresswerte fallen geringer aus. Zudem ist der Herzschlag ruhiger und stabiler, die Atmung ebenfalls.

Sich klarmachen, wem man
auf Dauer die Hand reichen will

Wer mit einem Menschen zusammenbleiben will, sollte sich klarmachen, worauf es ankommt. Ein Leben lang bleibt der Wunsch, Personen um sich zu haben, die als sicherer Hafen zur Verfügung stehen. Liebesbeziehungen sind daher meist Ausdruck der Erinnerungen, Überzeugungen und Erwartungen, die man seit frühester Kindheit an eine Bindung hat.

Daraus ergeben sich Fragen: Was ist die Basis einer Partnerschaft? Wie funktioniert sie? Hat einer von beiden das Sagen und dominiert, während der andere sich unterordnet? Kommt jemand zu kurz oder haben beide das Gefühl, permanent benachteiligt zu sein? Wie reagieren die Partner, wenn Konflikte und Probleme auftauchen? Fühlen sie sich vom anderen genügend gehört, in ihren Hoffnungen und Erwartungen akzeptiert und verstanden? Was sind die tragenden Kräfte, die zwei Menschen – auch nach Jahren noch – zusammenhalten? Was bleibt, wenn die Kinder aus dem Haus sind und das Haus abbezahlt ist? Und welche Gefühle überwiegen, wenn man an den Partner und das gemeinsame Leben denkt? Freude und Zufriedenheit – oder eher Ärger, Frustration und Enttäuschung?

Von weitem sieht eine Ehe außerordentlich einfach aus. Sich über diese Fragen klarzuwerden hilft dabei, dass sie auch aus der Nähe Bestand hat.

Hände waschen ist der einfachste Schutz gegen Erkältungen

Der beste Ansteckungsschutz besteht darin, sich nach einer Reise durch den Mikroben-Dschungel in Bussen oder Bahnen oder nach dem Besuch eines öffentlichen Gebäudes die Hände zu waschen. Mit Seife, das reicht. Man braucht kein Desinfektionsmittel und auch keine antimikrobiellen Substanzen aus der Weltraumforschung oder dem Nano-Labor. Es gibt zwar die Fraktion der Hypochonder, die im Hygienewahn darauf verzichten will, sich zur Begrüßung die Hand zu geben. Aus Angst vor Keimen. Aber das wäre ein bedauernswerter Verlust zivilisatorischer Errungenschaften – zudem ist es aus medizinischer Sicht gar nicht nötig. Immer mal wieder die Hände zu waschen reicht. Wer das mindestens fünfmal am Tag tut, verringert die Wahrscheinlichkeit, eine Grippe zu bekommen, um ein Drittel.

Einander streicheln vermindert Angst, Schmerz und Stress

Streicheln hilft, denn dann erhöht das Bindungshormon Oxytocin das Gefühl der Nähe und schützt vor Schmerz und Stress. Oxytocin ist deshalb ein guter Kandidat in der Krise. Das Molekül ist ein Gegenspieler des Stresshormons Cortisol, es reduziert Angst und Aggressionen und erhöht die Schmerzschwelle. Es wird bei Zärtlichkeit und emotionaler Nähe ausgeschüttet und gilt deshalb als »Kuschelhormon«, das für Bindung, Verlässlichkeit und Sicherheit steht.

Oxytocin wirkt beruhigend und stabilisierend und aktiviert das körpereigene Belohnungssystem. Wie viel Kuschelhormon bei Jugendlichen und Erwachsenen aktiviert werden kann, entscheidet mit darüber, wie später Stress verarbeitet wird und ob jemand feindselig oder gelassen und ausgeglichen reagiert, wenn es anstrengend wird.

Das Richtige anzufassen
macht richtig gute Gefühle

Da viele Berührungen guttun, liegt nichts näher, als sich angenehme Erfahrungen selbst zu bereiten. In Stoffgeschäften die weiche, angenehme Beschaffenheit von Geweben und anderen Textilien zu erspüren tut gut. Der seidig weiche Bettbezug, die der Haut schmeichelnde Unterwäsche, der angenehme Pyjama und andere feine Stoffe tragen erheblich zum Wohlbefinden bei und zaubern ein bisschen Glück in den Alltag.

Es muss allerdings nicht immer weich und sanft und kuschelig sein, was gute Gefühle bereitet. Die belächelte Sitte, Bäume zu umarmen, rührt wahrscheinlich von dem beruhigenden Gefühl her, etwas Festes zu spüren und sich auf diese Weise »geerdet« zu fühlen. Und viele Reiter sind deshalb so begeistert von ihrem Hobby, weil sie den Körper des Pferdes unmittelbar spüren.

Kinder kennen ebenfalls das schöne Gefühl, einen außergewöhnlich glatten Stein zu finden und ihn in der Hosentasche mit sich herumzutragen. Als Glücksbringer, als Talisman. Sie müssen ihn immer wieder anfassen, schließlich fühlt er sich so gut an! Auch für Erwachsene gibt es »Handschmeichler« aus Holz, Stein oder anderen Materialien. Der Zweck dieser Gegenstände besteht allein darin: sich gut anzufühlen. Wenn diese kleinen Helfer dazu beitragen, gute Gefühle zu vermitteln und das Miteinander freundlicher zu gestalten, umso besser.

Die Katze streicheln und Blumen gießen stärken das Herz

Sich täglich um seinen Hund oder die Katze kümmern oder regelmäßig danach schauen, ob die Pflanzen genug Wasser haben, schützt vor Herzinfarkt, Schlaganfall und anderen Zivilisationskrankheiten. Einer Untersuchung zufolge sind Haustiere sogar gesünder für Herz und Kreislauf als der Ehepartner. Wahrscheinlich weil Hund, Katze und Kanarienvogel seltener widersprechen.

Weg mit den Dingen, die zum Aufschieben verleiten

Es sind viele kleine alltägliche Entscheidungen, die den Ausschlag dafür geben, ob man einer kurzzeitigen Befriedigung nachgibt oder langfristige Ziele im Blick hat. Zum Beispiel bei Süßigkeiten. Wenn keine Gummibärchen vorrätig sind, kann man auch keine naschen. Liegen Bananen oder Äpfel statt Keksen im Vorratsschrank, ist die Verlockung auf Süßes zwar groß, aber zumindest akut zum Scheitern verurteilt.

Wann Geschenke als beglückend erlebt werden

Der Versuch, ein persönliches Geschenk zu machen, führt nicht automatisch dazu, dass Beschenkte zufriedener sind. Gutscheine sind deshalb keine schlechte Idee. Allgemeine Gutscheine sind noch befriedigender als solche, die nur für ein Produkt oder in einem Spezialgeschäft verwendet werden können.

Gutscheine haben zwar einen schlechten Ruf, weil sie als einfallslos gelten. Damit kann man aber einlösen, was man sich wünscht – was übrigens den meisten Menschen große Freude bereitet. Gutscheine lösen erstaunliche Impulse aus. Menschen wählen dann Luxusartikel, die sie sich nicht leisten würden, wenn sie den Wert des Gutscheins in bar geschenkt bekommen hätten. Mit dem Gutschein sehen wir uns berechtigt, Außergewöhnliches anzustellen. Wir fühlen uns bei einem Lustkauf weniger schuldig, als wenn wir ihn in bar oder per Kreditkarte begleichen würden.

In jüngster Zeit werden vermehrt Einladungen zum Ballonflug, ins Konzert oder für den Wochenendausflug verschenkt. Erlebnis-Geschenke festigen die Beziehung stärker als materielle Gaben, sogar dann, wenn sie nicht gemeinsam erlebt werden. Eine Eigenheit haben die Erlebnis-Präsente jedoch: Sie bereiten nicht dann die größte Freunde, wenn sie verschenkt werden – sondern Wochen oder Monate später, wenn sie eingelöst werden.

In kleinen Schritten zu mehr Erfolg

Es ist viel erfolgversprechender, mit kleinen Änderungen anzufangen. Ein Fingerbreit hier, eine Daumenlänge dort. Appelle zur Lebensänderung setzen oft bei einer kompletten Lebensänderung an. Es ist wie im Räumungsverkauf: Alles muss raus. Diese Devise mag für Möbellager gelten – aber nicht für Menschen. Alles ändern zu wollen ist erstens Quatsch, und zweitens klappt es in den wenigsten Fällen. Von den guten Vorsätzen, die mehr als die Hälfte der Menschen zu Silvester fasst, werden 8 Prozent umgesetzt. 80 Prozent der Menschen scheitern daran, nur einen Vorsatz in die Tat umzusetzen. 23 Prozent geben in der ersten Woche auf.

Meist sind die Ansprüche zu groß. Die Aufgabe erscheint so unermesslich, dass wir unweigerlich scheitern. Bei kleineren Veränderungen ist die Gefahr nicht so groß. Es gibt kleine Korrekturen im Alltag, die bereits zu einer erstaunlichen Verbesserung des Wohlbefindens führen. Tätigkeiten, die bisher kaum mit der Gesundheit in Verbindung gebracht werden, können segensreich wirken. Wer sich um Hund oder Katze kümmert, bekommt statistisch gesehen seltener einen Herzinfarkt als jene Menschen, die allein sind und kein Haustier haben. Dazu muss man mit dem Hund keinen Dauerlauf machen, sondern einfach für ihn da sein. Sogar Topfpflanzen in der Wohnung verlängern das Leben, weil die regelmäßige Aufgabe, sie zu gießen, das Herz erfreut und so dazu beiträgt, Herz und Adern zu schonen.

Geld zählen hebt die Stimmung

Man kann sich wirkungsvoll aus einem Stimmungstief befreien, indem man Geld zählt. Misserfolge und Belastungen werden besser verarbeitet, wenn die Betroffenen vorher ihr Vermögen überschlagen. Allein der Gedanke an Geld hat Macht über die Psyche und ist stark genug, um Ausgrenzung oder körperliche Schmerzen zu mildern. Diese Erkenntnis stammt nicht von Dagobert Duck, der jeden Tag einen Kopfsprung in seinen legendären Geldspeicher macht, sondern aus der Forschung.

Zudem kommt besser mit Isolation und Ausgrenzung zurecht, wer vorher sein Geld gezählt hat. Geld macht auch Schmerzen leichter erträglich. Freiwillige ertragen ihre Finger länger in heißem Wasser, wenn sie vorher Geld gezählt haben. Wer Geld zählt, spürt zudem weniger Schmerz als diejenigen, die im Vergleichsversuch mit Papier vorliebnehmen müssen. Die Geldzähler empfinden das Wasser auch als nicht so heiß wie die andere Gruppe. Drohen im Alltag Frust oder Schmerz, ist es hilfreich, ein paar Scheine dabeizuhaben, um schlechter Stimmung vorzubeugen.

Auf andere zeigen und sich ständig vergleichen macht unglücklich

Es gibt immer einen Grund, unzufrieden zu sein. Wenn man sich vergleicht, hat man schon verloren. Der eigene Erfolg kann noch so groß sein. Es gibt immer jemanden, der noch früher noch mehr Erfolg hatte oder in anderen Kategorien besser abgeschnitten hat. Das gilt für Nobelpreisträger und Oscar-Gewinner wie für Schüler, Studenten und Wirtschaftsbosse.

Illustriert wird dieses Phänomen mit einem bekannten Beispiel aus der Psychologie. Bekommt man eine Gehaltserhöhung von 500 Euro, ist man beglückt und zufrieden. Erfährt man jedoch, dass der Kollege fortan 1000 Euro mehr verdient, ist man wütend und missgünstig – und das, obwohl man ja immer noch 500 Euro mehr bekommt als zuvor. Vergleiche sind also selten dazu angetan, sich zu freuen. Zudem suchen sich viele Menschen andere zum Vergleich, bei denen sie zwangsläufig schlechter abschneiden.

Den Drucker im anderen Raum aufstellen ist gleich mehrfach gesund

Wer mit dem Finger auf »Print« oder »Drucken« klickt, tut sich etwas Gutes, wenn der Drucker in einem anderen Raum steht. Und zwar in mehrfacher Hinsicht. Der Drucker muss nicht im Büro stehen, denn er stinkt und macht Lärm. Das lenkt von der Arbeit ab – und ungesund ist es auch. Wer Platz für den Drucker ein paar Meter entfernt in einem eigenen Raum findet, hat hingegen gleich zwei Vorteile: Erstens verpesten mögliche giftige Dämpfe und Tonerstaub dann nicht das Büro. Zweitens muss man sich jedes Mal bewegen, um ausgedruckte Papiere zu holen.

Vermeintlich schlechte Angewohnheiten sind manchmal gute Lösungen

Was wann hilft, ist Erfahrungssache. Man muss es ausprobieren, erkennen, zur Gewohnheit machen und – ganz wichtig – sich dabei trotzdem mögen. Oder gerade deswegen. Weil man gut zu sich ist, ohne sich gleich an den Marterpfahl des schlechten Gewissens zu stellen. Stattdessen verachten sich viele Menschen für ihren Wankelmut, wenn sie sich vor Sport drücken, zu viel trinken oder beim Essen zuschlagen. Genießen, statt sich selbst zu erniedrigen, ist gesünder.

Und vermeintlich schlechte Angewohnheiten sind manchmal gute Lösungen. Oder sie bieten zumindest Erste Hilfe. Schokolade ist zu gewissen Gelegenheiten das beste Mittel gegen Stress und wird zu einer Belohnung für die Erniedrigungen des Alltags. Ein Glas Wein beruhigt in bestimmten Momenten tatsächlich – und damit ist nicht der narkotisierende Effekt bei höherer Dosis gemeint. Eine Stunde vor dem Fernseher dämpft womöglich die Aufregung. Eine Vollkornschnitte oder ein verbissener Lauf durch den Park wären politisch korrekter, hätten aber nicht denselben Effekt. Damit würde nur das schlechte Gewissen beruhigt, das man gar nicht haben muss.

Psst – den Finger auf den Mund legen

Mindestens so wichtig, wie darauf zu achten, dass gute Gedanken und Gefühle sich ausbreiten, ist es, zu verhindern, dass schlechte Gedanken und Gefühle Schaden anrichten. Im Freundeskreis, in der Familie und unter Kollegen kann ein garstiges Wort sehr verletzend sein. Noch schlimmer sind düstere Vorhersagen und nebenbei dahingesagte Bemerkungen von Ärzten und anderen Therapeuten. Wer für das Wohl und Wehe seiner Patienten sorgen kann, dessen Worte können, wenn sie negativ ausfallen, besonders verletzend sein und furchtbare Folgen haben.

Erst mal darüber klarwerden: Wen sucht man eigentlich?

Es gehört zu den anspruchsvollen Aufgaben, den richtigen Partner zu finden und lange zu behalten. Viele Menschen sind überfordert, im ersten Überschwang diejenigen zu identifizieren, die nicht nur zur/-m leidenschaftlichen Geliebten taugen, sondern auch gute Eltern, loyale Kumpel und verlässliche Partner abgeben und mit denen man zudem auf Dauer glücklich werden kann. Manchmal schließt sich das aus – wer auf den ersten Blick (und für die erste Nacht) attraktiv erscheint, ist oft für die Mittel- und Langstrecke nicht geeignet und macht sich wieder aus dem Staub, sobald Alltag in die Beziehung einkehrt und der Müll runtergebracht werden muss.

So hält die Ehe:
dominante Frau – unsicherer Mann

Wer goldene Hochzeit feiern will, sollte sich einen unsicheren, zweifelnden Partner zulegen. Einen, der zögert und Angst vor Entscheidungen hat. Seine Angst vor der Entscheidung, den anderen zu verlassen, ist so groß, dass eine Trennung nicht in Frage kommt. Die Angst vor einer unbekannten Situation ist schlimmer als der tägliche Horror zu Hause. Man muss also nicht den gefestigten Partner finden, um zusammen alt zu werden. Im Gegenteil: Manchmal garantieren vermeintliche Schwächen ein dauerhaftes Eheleben.

Dieser Befund gilt für Männer wie Frauen. Ängstliche, zögernde Frauen haben zwar früher das erste Mal Sex und wechseln in jungen Jahren häufiger den Partner – weil sie die Unsicherheit zu anderen Männern und zu noch mehr Bestätigung treibt. Sind sie fest gebunden, trennen sich solche Frauen jedoch ungern. Und Männer, die Konflikten aus dem Weg gehen und Entscheidungen meiden, sind sowieso ideal geeignet für dauerhafte Beziehungen. »Ein unsicherer Mann und eine sichere Frau – das ist ein haltbares Paket«, sagt Julia Berkic vom Bayerischen Staatsinstitut für Frühpädagogik. »Vermeidende Männer haben naturgemäß eine große Scheu davor, zu flüchten und ihre Frau zu verlassen.«

Freundliche Worte
auch im Streit

Vor einer Scheidung »schützen« sich Paare, in denen Frauen Beziehungsgespräche nicht vorwurfsvoll und mit negativen Emotionen führen – und Männer nicht sofort gereizt reagieren. Werden Streitereien destruktiv ausgetragen, fällt es sogar den stabilsten Menschen schwer, eine Beziehung beizubehalten. Es geht nicht darum, Konflikte zu vermeiden, aber es ist wichtig, Auseinandersetzungen freundlich zu gestalten. Konstruktiv zu streiten ist eines der wirkungsvollsten Hausmittel gegen drohende Entfremdung.

Paare, die sich früh trennen, kritisieren einander oft, begeben sich schnell in eine Verteidigungshaltung oder bauen Wälle auf, um weder Argumente noch Gefühle des anderen an sich heranzulassen. Was sie besonders von Paaren unterscheidet, die zusammenbleiben, ist ihr Verhalten im Streit: Sowohl bei Paaren, die sich trennen, als auch bei jenen, die zusammenbleiben, gibt es im Konflikt zwar negative Gefühle, herabsetzende Äußerungen, Wut und Aggressionen. Bei Paaren, die sich scheiden lassen, fehlen im Streit jedoch die positiven Emotionen und freundlichen Worte. Sie entdecken keine liebevolle Seite mehr an ihrem Partner.

Zudem droht eine Scheidung, wenn das Paar in ein Muster verfällt, das viele Ehen nach Jahren charakterisiert: Sie fordert, er zieht sich zurück. Dieses Verhalten kann sich langsam verfestigen, wenn es fast immer die Frau ist, die Probleme anspricht oder sagt, was ihr an seinem Verhalten nicht gefällt.

Miteinander reden –
aber in der richtigen Dosis

Gemeinsam Probleme zu besprechen und offen für die Sorgen, Wünsche und Ideen des anderen zu sein trägt zum Gelingen einer Beziehung bei. Die Partnerschaft wird als befriedigender empfunden, wenn sich beide mit Wärme, Sympathie und Offenheit begegnen – auch das Ausmaß der Intimität wird dadurch erhöht. Zudem steigen Respekt und Verständnis, und beide bekommen das gute Gefühl, so akzeptiert zu werden, wie sie sind.

Es gibt allerdings Unterschiede zwischen den Geschlechtern. Frauen kontrollieren meist, wie stark sich beide im Gespräch öffnen, und registrieren genau, wie viel beide von sich offenbaren. Haben Frauen das Gefühl, dass sie sich ähnlich umfassend wie ihre Partner öffnen, lassen beide Seiten den anderen stärker an ihren Gedanken und Gefühlen teilhaben. Männer fühlen sich hingegen ihrer Partnerin näher, wenn sie ein bisschen mehr von sich preisgibt als er. Für Paare kann es daher hilfreich sein zu wissen, dass Nähe zwar durch gegenseitige Offenheit entsteht – aber dass es dabei auf die richtige Dosis ankommt.

Entscheidend für eine befriedigende Partnerschaft ist es, dass Paare intensiven Austausch miteinander pflegen, sich auch nach Jahren noch gut unterhalten können und Verständnis füreinander aufbringen. Dieser Aspekt ist besonders für Frauen von Bedeutung und entscheidet mit darüber, ob sie sich in der Partnerschaft wohl fühlen und in der Beziehung bleiben.

Veränderungswünsche ansprechen

Für die Partnerschaft ist es hilfreich und stabilisierend, wenn er immer wieder mal ausdrückt, dass er Dinge in der Beziehung verändern will. Sie spürt dann, dass ihm die Ehe noch wichtig und er emotional beteiligt ist. Frauen, die diese Initiativen von ihren Männern kennen, sind zufriedener in der Ehe und erleben ihre Partnerschaft als bereichernd. Demgegenüber wird bei Frauen, die das Gefühl haben, selbst alles ansprechen zu müssen, die Befriedigung in der Ehe mit der Zeit immer geringer. Frauen schätzen es – anders als viele Männer – nämlich sehr, wenn ihr Partner sich eine Veränderung wünscht und Verbesserungsvorschläge macht.

Flüchtige Berührungen stabilisieren die Beziehung

Manchmal muss man sich einfach nur kurz in den Arm nehmen, allein schon aus gesundheitlichen Gründen. Es geht nicht um Sex, sondern um ein paar Zärtlichkeiten zwischendurch. Sie sind ein wichtiger Kitt für die Beziehung und wohltuend, denn flüchtige Berührungen stärken den Körper, machen die Immunabwehr robuster und fördern damit insgesamt die Gesundheit, während gleichzeitig Stress abgebaut und besser verarbeitet wird.

Paare, die regelmäßig Streicheleinheiten bekommen, sind zufriedener, gelassener und entspannter. Sie schätzen allerdings auch ihre Partnerschaft als stabiler und intensiver ein, so dass ihre Beziehung länger hält. Eine glückliche Partnerschaft mit kleinen »Handgreiflichkeiten« ist gesund und daher wohl der beste Schutz vor den negativen Auswirkungen von Stress.

Sich riechen können

Geruch und Anziehung hängen eng zusammen, dieser Zusammenhang kann für die Harmonie in der Beziehung gar nicht überschätzt werden. Ein guter Test darauf, ob eine Bindung zwischen Mann und Frau hält, findet bei jedem Treffen statt und erfolgt unbewusst bereits in den ersten Momenten der Kontaktaufnahme: Wer sich nahekommen und es bleiben will, muss einander riechen können.

Dieser Aspekt des Miteinanders ist im Wortsinne entscheidend, denn wer sich gerne riechen mag, bleibt länger zusammen.

Kämpfe und Konflikte
sind oft unnötig

Manche Konflikte lohnen nicht, sie sind aussichtslos. Das kann für die Partnerschaft zutreffen wie für den Beruf. Wer ständig kämpft, ist schnell erschöpft – und bekommt einen seelischen Muskelkater. Diese Empfehlung gibt es als Gebet, Sinnspruch und Gedicht. Eine populäre Version lautet: »Gib mir die Gelassenheit, Dinge hinzunehmen, die ich nicht ändern kann, den Mut, Dinge zu ändern, die ich ändern kann, und die Weisheit, das eine vom anderen zu unterscheiden.«

Auseinandersetzungen aus dem Weg zu gehen muss kein Zeichen der Resignation und inneren Abkehr sein. Es kann bedeuten, dass man schlicht erkannt hat, dass die bisherige Form der Auseinandersetzung nicht weiterführt und dass jeder Streit unbefriedigend endet. Es lohnt sich nicht, mit dem Partner oder dem Kollegen erneut und auf gleiche Weise Konflikte zu suchen, es wäre reine Energieverschwendung.

In der besten Ausprägung dieser Art von Beziehung herrscht eine gewisse Weisheit vor: Man kennt die Minenfelder genau und umgeht sie daher gewissenhaft. Es gibt allerdings auch weniger Interaktion und Engagement in vielen Bereichen, die das tägliche Miteinander verschönern könnten.

Verschiedene Phasen der Partnerschaft respektieren

Wenn sich beide Partner bewusst sind, dass ihre Beziehung nicht nur Höhen und Tiefen durchmachen und das Begehren nachlassen wird, sondern dass ihre Ehe aus verschiedenen Stadien besteht, sind sie langfristig glücklicher. Schließlich haben sie dann keine unrealistischen Erwartungen mehr.

Beziehungen machen unterschiedliche Stadien durch. Die Leidenschaft der ersten Wochen und Monate ist überwältigend und großartig – sie kann aber nicht die ganze Partnerschaft über anhalten. Wer das erwartet und ständig dem verlorenen Feuer der ersten Zeit nachtrauert, wird kaum eine gelungene Beziehung hinbekommen.

Die mittleren Jahre – Beziehungsforscher geben hierfür meist die Zeit zwischen dem ersten und dem fünften Jahr an – können für eine Partnerschaft besonders belastend sein. Da ist noch die Sehnsucht nach dem Feuer des Anfangs, die nicht mehr gestillt werden kann. Den Zustand des dauerhaft gebundenen Paares, das sich innig mag und viele freundschaftliche Anteile in der Beziehung vereint, haben sie aber auch noch nicht erreicht. Diese Phase tritt oft erst nach sechs, acht oder zehn Jahren ein und verheißt Stabilität. Leider halten viele Paare nicht so lange durch.

Die Liebe nicht ständig in Frage stellen

Wer sich permanent unsicher ist, ob nicht ein anderer Mensch der bessere Begleiter durchs Leben wäre, wird womöglich beide verlieren – den aktuellen Partner wie den zwischendurch ersehnten. Lässt man sich weder auf den einen noch den anderen richtig ein, droht emotionales Verhungern.

Liebe ist wie Gesundheit und Glück vor allem ein Zustand der Selbstvergessenheit. Er ereignet sich, ist einfach da, passiert. Wird die Liebe ständig hinterfragt, ist sie weg. Entspannend ist das nicht. Frage ich mich ständig, ob ich glücklich bin, bin ich es schon nicht mehr. Frage ich mich ständig, ob ich noch verliebt bin, bin ich es meist auch schon nicht mehr. Der Keim des Zweifels ist gesät. Eine derartige Skepsis muss zwar nicht die ganze Beziehung in Frage stellen, zermürben kann sie die Partnerschaft allerdings schon.

Eine Partnerschaft erhält die Gesundheit

Auch wenn es Eheleute nicht gerne hören: Der normale Wahnsinn in einer Partnerschaft ist gesund. Wenn sich Mann und Frau den Alltag nicht ständig zur Hölle machen, bleiben Paare eher von Krankheiten verschont und leben länger. Scheidungen oder ein Dasein als Single sind hingegen Gift für das Wohlbefinden. Trennung oder Tod des Partners wirken noch lange nach, und gesundheitliche Nachteile werden auch durch Wiederheirat nicht ausgeglichen. Unter denjenigen, die aktuell verheiratet sind, geht es den ehemals Geschiedenen gesundheitlich schlechter. Wer nicht erneut heiratet, dem geht es noch schlechter. Die Ehe sowie ein großer Freundeskreis und gemeinschaftliche Aktivitäten fördern die Gesundheit und verlängern das Leben. Soziale Isolation hingegen macht krank.

Scheidungen sind ungesund

Die Ehe sowie ein großer Freundeskreis fördern die Gesundheit und verlängern das Leben. Isolation hingegen macht krank. Scheidungen sind deshalb Gift für das Wohlbefinden. Eine Trennung oder der Tod des Partners können noch lange nachwirken, und die gesundheitlichen Nachteile werden auch durch Wiederheirat nicht ausgeglichen. Wenn die Partnerschaft endet und danach einer der beiden wieder heiratet, sind unter Geschiedenen und Verwitweten Herzerkrankungen, Diabetes, Krebs und andere Leiden um 20 Prozent häufiger als unter Eheleuten. Schwierigkeiten beim Treppensteigen sowie andere Einschränkungen der Mobilität kommen bei Getrennten im Alter ebenfalls häufiger vor.

Man sollte also eine Abwägung treffen: Wie unerträglich ist die Partnerschaft tatsächlich? Manchmal kann eine Trennung die Erlösung sein, in anderen Fällen heißt es durchhalten – und an die eigene Gesundheit denken.

Sich selbst der beste Freund werden

Wenn es einem schlechtgeht, ist es hilfreich, das eigene Leid richtig wahrzunehmen. Es ist allerdings nicht leicht, achtsam gegenüber den eigenen Gefühlen zu sein. Viele Menschen haben nicht gelernt zu erspüren, warum es ihnen nicht gutgeht. Sie erkennen beispielsweise nicht, dass ihr Unbehagen oft damit zusammenhängt, dass sie sich selbst herunterziehen, weil sie ihren Ansprüchen nicht genügen.

Achtsamkeit kann darin bestehen, einen Moment innezuhalten und sich – wie im Ärztewitz – freundlich zu fragen: »Wie geht's uns denn heute?« Wer Selbstmitgefühl entwickelt, blendet schmerzhafte Einsichten und Emotionen zwar nicht aus, schützt sich aber davor, sich mit negativen Grübeleien über alle Maßen zu identifizieren. Wer sich unversöhnlich an seinen Schwächen reibt, verstärkt sein Leid und entwertet die eigene Person. Zudem kreist er nur noch um sich und ist kaum offen für andere Menschen und Sichtweisen. Die eigenen Fehler werden übertrieben, und man nimmt sich als Mängelwesen wahr, das nicht nur Fehler macht, sondern selbst der Fehler ist. Eigenes Leid oder Misserfolge werden ausschließlich negativ besetzt.

Selbstmitgefühl richtet sich hingegen auf das Erlebte und Erfahrene und bietet Trost und Unterstützung. Nicht Selbstkritik, sondern Ermutigung für das geplagte Ich stehen im Vordergrund.

Menschen mit Selbstmitgefühl leiden seltener unter Angst und Depressionen. Sie zerfleischen sich nicht und nehmen sich mit ihren Unzulänglichkeiten in freundlicher Güte an. Sie sind sich der beste Freund – eine Freundschaft, die unbedingt zu empfehlen ist.

Haptik fördert das Lernen

Wer etwas begreift, begreift es auch schneller. Wer etwas mit eigenen Händen berührt, nimmt es auch besser in sich auf, dem wird und bleibt es vertrauter. Kinder lernen leichter, und neues Wissen wird ihnen einfacher zugänglich gemacht, wenn sie das berühren, was sie lernen. Keine motorisch gelenkte Aktion des Körpers ist entwicklungsgeschichtlich so früh im Gehirn angelegt wie die Bewegung des menschlichen Zeigefingers und das Zusammenspiel von Zeigefinger und Daumen beim Pinzettengriff. Auch unsere nächsten Verwandten, die Affen, beherrschen diesen zutiefst humanen Fingerzeig nicht.

Wer etwas lernen will, tut sich daher leichter, wenn er die Dinge berührt, die er begreifen will. So ist von Thoralehrern überliefert, dass sie Kindern aus Holz geschnitzte und mit Honig bestrichene, hebräische Buchstaben gaben, die von den Schülern abgeleckt wurden. Manchmal wurden die Buchstaben auch gebacken. Ein schönes Bild. Sie sollten auf diese anschauliche Weise die Buchstaben lernen – und nebenbei merken, so die jüdische Überlieferung, wie süß Gottes Wort sich in der Thora offenbart.

Wie tief Berührungen gehen, was sie bei Menschen auslösen und welche Wirkungen sie haben, erkennt inzwischen auch die Industrie. Die PR-Branche will beispielsweise nicht mehr allein die Augen und Ohren potenzieller Kunden ansprechen und setzt vermehrt auf Haptik. Menschen sollen über Berührungen Interesse für neue Produkte entwickeln – oder das Gefühl haben, ein Objekt unbedingt anfassen zu wollen.

Wärme zulassen

Eine warme Suppe oder eine Tasse Tee tun nicht nur körperlich gut, sondern wärmen auch die Seele. Gute Freunde und aufmerksame Partner wissen das und bieten ihren Liebsten solche Wohltaten an, wenn es ihnen nicht gutgeht. Inzwischen erkennt auch die Wissenschaft, dass die Wahrnehmung von Nähe oder Distanz, Zugehörigkeit oder Ausgrenzung einen physischen und sogar einen sinnlichen Aspekt hat. Die Erfahrung von sozialer Isolation scheint eine umfassende Erfahrung von Kälte zu sein. Seelisch, aber auch körperlich.

Viele Beispiele zeigen: Wer an persönliche Erfahrungen der Ausgrenzung denkt und sich in die unangenehme Situation zurückversetzt, schätzt die Temperatur deutlich geringer ein als jene, die sich daran erinnern, wie sie freundlich aufgenommen werden oder sich im Kreise Gleichgesinnter wohl fühlen. Deshalb trägt erlebte Wärme auch dazu bei, dass man sich wohliger und warmherziger aufgenommen fühlt.

Auf der Suche nach den Resonanzoasen

Menschen brauchen Austausch. In Gemeinschaft mit anderen Menschen oder auch allein. Anerkennung und Liebe, Mitgefühl und Verständnis tragen viel zu diesem Resonanzsystem bei. Aber auch wenn man allein ist, gibt es Erfahrungen, von denen man ergriffen wird und sich getragen fühlt. Austausch kann auch bedeuten, in der Natur, im Gebet, in Musik oder Kunst Widerhall zu finden. Diese Resonanzoasen muss man finden.

Da viele Menschen kaum noch »Zeit für sich« haben und ständig das Gefühl, ihren Ansprüchen und Verpflichtungen hinterherzurennen, finden sie immer seltener das, was sie erfüllt, was sie zum Schwingen bringt. Sich nutzlos zu fühlen vermindert die Fähigkeit zum Mitschwingen mit anderen und beeinträchtigt die Immunabwehr. Stress beeinträchtigt ebenfalls die Fähigkeit, sich in andere einzufühlen.

Wenn nichts da ist, was einen berührt, droht man zu verkümmern und einzugehen wie eine Topfpflanze, die nicht gegossen wird. Bald geht nichts mehr, sondern da ist nur noch innerer Stillstand, fehlende Schwingungsfähigkeit, Entfremdung. Dieser Zustand der Teilnahmslosigkeit und Abstumpfung kann jeden treffen. Wer frühzeitig für sich sorgt und etwas für sich findet, sei es der Chor, der Sportverein oder der Literaturclub, tut das Beste, um sich vor solchen Abstürzen zu schützen. Sich nützlich zu machen, im Ehrenamt, in Vereinen, in der Betreuung und Begleitung derer, die Hilfe brauchen, strahlt ebenfalls positiv auf einen selbst zurück.

Hallo Echo: Rückmeldung geben, Widerhall erzeugen

Oft bieten wir anderen ein Echo, auch wenn sie nicht danach fragen. Gut so. Eltern kauen unbewusst mit, wenn sie ihr Baby füttern. Beifahrer führen Bewegungen des Bremsens und Gasgebens aus. Tenniseltern führen die Vorhand am Seitenrand vor, wenn der Zögling den Ball ins Netz drischt. Und versucht jemand etwas zu greifen, was über ihm hängt, ahmen Menschen die Bewegung häufig auch nach.

Der Mensch braucht ein Gegenüber. Auf diese Weise wird Verständnis und Einklang signalisiert. Das stärkt unsere seelischen wie körperlichen Abwehrkräfte. Der Mensch giert nach Reaktionen. Er braucht Widerhall, einen Gegenpart. Forscher sind der Ansicht, dass die schlimmste Form des Missbrauchs in totaler Vernachlässigung besteht. Da ist niemand, auf den man seine Gefühle richten kann – man macht die furchtbare Erfahrung, dass man keinerlei Reaktion hervorruft.

Austausch und Rückmeldung festigen das Miteinander, die Gemeinschaft. Ertönt Musik, ist der Wunsch nach Widerhall manchmal unwiderstehlich. Wer ein Konzert besucht, schunkelt und klopft den Rhythmus, wippt und klatscht mit. Das Miteinander wird verstärkt durch Feuerzeuge oder Wunderkerzen, die aus den Wellen der Bewegung ein Lichtermeer zaubern. Und hinterher haben alle das Gefühl, Teil eines größeren Ganzen gewesen zu sein.

Die innere Stimme verrät den Weg und hilft bei Misserfolgen

Meistens spürt man, was einem guttut. Wer auf seine innere Stimme hört, trifft vermutlich nicht nur bessere Entscheidungen, sondern tut auch seiner Gesundheit Gutes. Nebenbei verbessert das Gespür für sich selbst die Motivation, etwas zu ändern. Denjenigen, die zu Selbstmitgefühl in der Lage sind, geht es weniger darum, Leistungsvorgaben wie bestimmte Noten zu erreichen. Der Inhalt steht im Vordergrund – und das gute Gefühl, ein Thema durchdrungen zu haben. Menschen mit Selbstmitgefühl haben daher weniger Angst vor Prüfungen und schreiben sich Kompetenzen zu.

Wer primär leistungsorientiert denkt, will hingegen sein Selbstwertgefühl steigern und vergleicht sich gern in Ranglisten, Noten, Tabellen. Versagensängste kommen bei Menschen mit dieser Motivation häufiger vor. Wenn es schlecht läuft, machen sie sich Vorwürfe. Nach einer Prüfung zeigen sich die Unterschiede bei jenen, die durchgefallen sind: Wer zu Selbstmitgefühl in der Lage ist, akzeptiert das Ergebnis und schätzt sich realistisch ein, sei es, dass die Vorbereitung zu kurz ausgefallen ist oder es an Übung mangelt. Auch an guten Vorsätzen halten Menschen mit Selbstmitgefühl intensiver fest. Selbst wenn sie Rückschläge erleiden, behalten sie die Motivation, sich nicht von ihrem Vorhaben abbringen zu lassen. Das bezieht sich auch auf die Disziplin während einer Diät: Menschen mit Selbstmitgefühl halten länger durch als jene Verzichtsakrobaten mit schlechtem Gewissen, die sich bei jeder Diätsünde schuldig fühlen und mental für ihr vermeintliches Versagen auspeitschen.

Selbsterkenntnis ist der erste Weg zur Besserung

Man muss es hinnehmen: Zwangsläufig vernachlässigt man das eine, während man das andere tut. Sport? Dann tut man gerade nichts für die Arbeit. Zeit mit der Familie? Dann bleibt währenddessen die Karriere auf der Strecke. Länger im Büro? Wo bleibt da die Zeit für Sport, Freizeit und die Liebsten? Aus diesem Dilemma gibt es keinen Ausweg. Es entlastet das Gewissen, wenn man anerkennt, dass es unmöglich ist, alles unter einen Hut zu bekommen – anstatt sich über das zu ärgern, was man gerade *nicht* tut. Stattdessen sollte man lieber machen, wonach einem gerade ist und was einem wichtig erscheint.

Irgendwas ist schließlich immer. Immer muss etwas angesehen, angesprochen, angegangen werden. Ein typischer Haushalt um 1900 enthielt 400 Gegenstände; heute umgeben wir uns mit durchschnittlich 10 000 Dingen, die befasst, besehen, benutzt werden wollen – oder mit denen man sich beschäftigt, weil man nicht weiß, ob man sie behalten soll. Und ein Pendler in Bus oder Bahn sieht auf dem Weg zur Arbeit heute mehr Zeitgenossen als ein Mensch im Mittelalter während seines ganzen Lebens.

Der Tag hat nur 24 Stunden. Technik, Arbeitswelt und Kommunikation beschleunigen und verdichten sich, aber die Zeit bleibt eine begrenzte Ressource und lässt sich nicht steigern. Man kann versuchen, noch mehr in den Tag zu packen, noch effektiver mit der Familie, im Beruf und in der Freizeit zu sein. Erfüllend ist das nicht. Und irgendwann kommt das überforderte Ich nicht mehr mit. Besser, man erkennt vorher, dass Ansprüche und Anforderungen unendlich sein können, die Zeit aber nicht.

Man kann nicht alles
auf einmal schaffen

Statt sich darüber zu ärgern, dass man nicht alles schafft, sollte man diesen Zustand akzeptieren und versuchen, daraus Positives zu ziehen. Man kann zwar nicht alles auf einmal erledigen und wird immer etwas versäumen. Aber immerhin hat man im Moment aus der Vielfalt der Möglichkeiten genau das gewählt, was am wichtigsten ist oder am meisten Spaß macht.

Permanent haben wir ein schlechtes Gewissen, weil wir zu wenig arbeiten, zu wenig kommunizieren, zu wenig entspannen. Wir wollen mehr Freizeit, eine bessere Work-Life-Balance, gleichzeitig hecheln wir beruflich hinterher, um den Anschluss nicht zu verlieren. Mehr Zeit für die Familie? Wie soll das mit den gestiegenen Ansprüchen im Job funktionieren?

Auf diese Fragen gibt es keine befriedigende Antwort, für das Dilemma keine Lösung. Das zu erkennen, sich damit abzufinden, ist der erste Schritt zu einem besseren Gefühl im Umgang mit sich und den Anforderungen des Alltags.

Ansprüche nicht zu hoch schrauben

Will man in Beruf, Sport, Freizeit oder anderen Bereichen etwas erreichen, sollte man sich nicht zu viel vornehmen. Zwar gibt es Sportler, die schon als Sechsjährige wussten, dass sie ganz oben stehen wollen, und alles dafür getan haben. Auch im Beruf gibt es Durchstarter, die einem Ziel alles unterordnen. Aber das sind Ausnahmen. Für die meisten Erwachsenen gilt, dass sie besser motiviert sind und Ziele eher erreichen, wenn sie sich realistische – das heißt: kleinere – Etappen vornehmen. Wer die schafft, kann immer noch höhere Ziele anstreben.

Vor Jahren haben Ärzte neue Leitlinien für Diabetiker erlassen. Zuckerkranke sollten ihren Blutzucker besser einstellen und den Kontrollwert HbA1c weiter senken als bisher. Der Wert zeigt an, wie gut Diabetiker auf ihre Ernährung achten und sich Insulin spritzen. Hilfreich war die Empfehlung nicht. Patienten waren frustriert, weil sie dachten, die ehrgeizigen Ziele nie zu erreichen. Niedrigschwellige Empfehlungen sind motivierender und bewegen Menschen eher dazu, Ziele erreichen zu wollen. Ist der Anspruch zu hoch, kapitulieren die Leute. Das gilt nicht nur für Kranke, sondern in jedem Bereich.

Wer zunächst sechs oder acht Kilogramm abnehmen will, wird dies eher erreichen, als wenn er 25 Kilogramm Gewichtsverlust anstrebt. Will jemand Marathon laufen, wird dies eher gelingen, wenn er »erst mal durchhalten und ankommen« will, als gleich die Zeit von 3 Stunden 30 Minuten zu unterbieten. Ziele können anspornen, aber eben auch demotivieren, wenn sie zu hochgesteckt sind.

Atemzüge zählen beruhigt sofort

Es ist erstaunlich, was passiert, wenn man aufgefordert wird, seine Atemzüge zu zählen. Automatisch stellt sich Ruhe ein, und man wird gelassener. Wer auf seine Atmung achtet und die ersten zehn, zwölf Züge mitzählt, atmet automatisch langsamer. Nicht, weil man dazu aufgefordert wird, sondern weil man spürt, dass es gar nicht nötig ist, so hektisch zu atmen. Weil man merkt, dass die Anspannung zu hoch ist.

Matratzenschoner sind ungesund

Schoner zwischen Lattenrost und Matratze sind ungesund, weil sich dort Schweiß und andere Ausdünstungen ansammeln. Auch wenn unter dem Lattenrost Platz und Luft ist, entsteht mit der Zeit Schimmel, und die Mikroben verpesten die Luft im Schlafzimmer. Seit einigen Jahren werden die dünnen Stoffe nicht mehr empfohlen, doch beim Bettenkauf vor zehn oder 20 Jahren wurde regelmäßig dazu geraten. Wer noch ein altes Bett hat, sollte die vermeintlichen Schoner schleunigst entsorgen. Sind Lattenrost und Matratze vom Mikrobenbefall betroffen, müssen auch neue her.

Frischluftkuren für geschlossene Räume

Häuser und Wohnungen müssen regelmäßig gelüftet werden, wenn sie bewohnt sind. Sonst sammeln sich dort Schadstoffe und verbrauchte Luft an, was beides nicht gesund ist. Lüften heißt aber nicht, das Fenster den ganzen Tag lang »gekippt« zu haben, sondern 20 Minuten am Stück das Fenster ganz aufzumachen, damit tatsächlich ein Luftaustausch gewährleistet ist.

Nichts spricht dagegen, nachts bei geöffneten Fenstern zu schlafen. Das ist meist Gewöhnungssache und mit der richtigen Bettdecke auch nicht zu kalt. An besonders heißen Tagen empfiehlt es sich, nachts kurz zu lüften oder das Fenster ganz zu öffnen, während es tagsüber geschlossen bleibt, damit sich Haus oder Wohnung nicht aufheizen.

Duftspender sind unnötig und manchmal sogar gefährlich

Man braucht sie weder im Auto (Duftbäumchen!) noch im Badezimmer oder auf dem Gästeklo: Duftspender sind ein Überbleibsel des Hygiene-Wahns. Die Luftbedufter enthalten etliche Chemikalien, darunter künstliche Aromastoffe, Detergentien und Farbstoffe. Sie können Allergien auslösen, Asthma, Hautirritationen und andere unangenehme Leiden. Alles unnötig, wenn im üblichen Rahmen sauber gemacht wird und gelüftet werden kann.

Ebenso überflüssig: Desinfektionsmittel, mit denen im Bad der Toilettensitz oder andere Flächen abgesprüht werden. Die Keimbesiedlung auf Toiletten ist erstaunlich gering – jedenfalls geringer als auf dem Türgriff, der Computertastatur oder dem Putzschwamm. Zudem müssten auf der Klobrille schon ziemlich akrobatische Bakterien unterwegs sein, um zu den delikaten Stellen des Menschen zu gelangen und dort gefährlich zu werden. Gefährlich sind nur die Unverträglichkeitsreaktionen und Allergien auf Substanzen, die versprüht werden.

Raus in den Dreck –
für ein freies Atmen

Der beste Schutz gegen Asthma und Allergien ist Dreck in der frühen Kindheit. Der Dschungel- und Hygiene-Hypothese zufolge haben Sauberkeit und immer weniger Infektionskrankheiten dazu geführt, dass das Immunsystem seltener gefordert wird und der Körper deshalb öfter überschießend auf Fremdstoffe aller Art reagiert und Allergien ausbildet.

Dass Kinder, die auf Bauernhöfen aufwachsen, kaum Allergien bekommen, spricht dafür, dass regelmäßiger Kontakt mit Tieren und Pflanzen und ja: Dreck vor Allergien schützt. Die Luft im Stall, der Kontakt zu Tieren und anderen Stoffen und Substanzen auf dem Bauernhof senken das Risiko für Heuschnupfen, Neurodermitis oder Asthma deutlich. Obwohl die Bedrohung aus der Natur kommt, hält diese auch den Schutz bereit.

Der Allergievergleich in Ost und West bestätigt dies. Zum Zeitpunkt der Wiedervereinigung gab es in Ostdeutschland weniger Allergien als im Westen. Im Osten wurden Kinder in Krippen erzogen, große Gruppen begünstigten den Austausch von Keimen. Nach der Wende glichen sich die Lebensverhältnisse an – die Wiedervereinigung hat sich allergologisch schneller vollzogen als politisch. Es dauerte nur wenige Jahre, dann gab es ähnlich viele Allergien in Ost wie West.

Im Haus kann Dreck
ziemlich schädlich sein

Auf ein paar Details im Haus sollte man aus Gesundheitsgründen achten. Die meisten Keime befinden sich nicht auf der Klobrille, sondern dort, wo man sie kaum vermutet: in der Küche. Die dunklen Schlieren an der Kühlschrankrückseite sind keine Essensreste, sondern Bakterien, die sich dort auf Dauer eingerichtet haben. Eine besondere Keimschleuder sind Putzschwämme und Wischlappen. Womit sauber gemacht werden soll, darin ist besonders viel Dreck enthalten, der dann auf Flächen und Gegenständen verteilt wird. Die Putztextilien sollten daher regelmäßig ausgewechselt oder gewaschen werden. Alltagsgegenstände wie Türgriffe oder Telefonhörer sind häufig auch von vielen Keimen besiedelt. Sie immer wieder zu säubern empfiehlt sich ebenfalls.

Auch Betten und Matratzen sollten regelmäßig gereinigt werden. Sie können nicht nur Keime, sondern auch Milben enthalten, die chronisch die Atemwege reizen. Die meisten Menschen verbringen 90 Prozent ihrer Zeit in geschlossenen Räumen, deshalb ist es wichtig, immer wieder auf Durchzug und ausreichend Lüftung zu achten. Kleber, Lösungsmittel und andere Substanzen können im Haus zu Konzentrationen an Schadstoffen führen, die fünfmal höher liegen als draußen. Atemprobleme, Kopfweh, Schwindel und Übelkeit können kurzfristig die Folge sein, auf Dauer entstehen womöglich schwere Krankheiten.

Seinen Takt finden –
Routine schätzen

Langfristig ist Routine überlegen. Ziele können zwar kurzfristig motivieren und einem klarmachen, wo man hinwill. Ziele zu haben klingt gut, und manchmal fühlt es sich auch gut an. Allerdings ist es befriedigender, die Regelmäßigkeit auf dem Weg dorthin zu schätzen, als das Ziel selbst. Wer immer nur an sein Ziel denkt, wird schnell unzufrieden, weil es noch nicht erreicht ist. 20 Kilometer in zwei Stunden laufen? Schön, aber wer nur zehn Kilometer läuft oder 20 Kilometer in drei Stunden, ist leichter frustriert, weil er noch nicht so weit ist.

Seinen Stil finden –
Rückfälle akzeptieren

Gelegentliche Rückfälle sind nicht zu vermeiden, wenn man etwas ändern will. Das passiert jedem. Statt mit sich selbst streng ins Gericht zu gehen und sich für einen Versager zu halten, sollte man Rückfälle als eine Art Ehrenrunde verstehen. Man nimmt noch mal kurz das alte Verhalten an – und hält sich dann wieder an das neue. Will man etwas verändern, klappt das nicht immer gleich. Das ist ganz normal. Und wenn es doch gleich klappt, gibt es Rückfälle, und auch das ist normal. Man erliegt wieder dem alten Laster oder tut etwas, was man längst lassen wollte. Nicht verzweifeln, nicht sich selbst hassen. Man wäre ein Übermensch, wenn man sofort und dauerhaft ändern könnte, was einen stört.

Sein kleines Glück finden – erkennen, was einen besonders zufrieden macht

Glück ist für jeden Menschen etwas anderes. Langfristig gehört dazu: lieben und geliebt werden. Gesund sein. Keine finanziellen Sorgen haben. Gelassen und entspannt sein, auch wenn es gerade besser laufen könnte. Immer wieder im Spiel, beim Sport oder im Beruf die Zeit vergessen und das Gefühl haben, gerade genau das Richtige zu tun. Es gibt aber auch das kurze, das »kleine« Glück: nach einer Wanderung auf dem Gipfel stehen. Einen Eisbecher oder eine Schokoladentorte vor sich haben. Auf einer Wiese liegen oder sich im Wasser treiben lassen. Lachen und sich mit anderen freuen.

Die kleinen und großen Momente des Glücks haben eines gemeinsam: Wer Freude, Ausgelassenheit oder innere Einkehr selbstvergessen genießt, befindet sich zumeist im Einklang mit seinem Körper. Der Leib macht keine Beschwerden, sondern ist einfach nur da und trägt zum wohligen Gefühl bei – ob passiv im Liegestuhl oder aktiv während einer Radtour oder Wanderung. Der französische Chirurg René Leriche hat Gesundheit als »Schweigen der Organe« bezeichnet. Schöner kann man kaum ausdrücken, was damit gemeint ist, wenn der Körper unauffällig, aber unterstützend seinen Teil zum Wohlbefinden beiträgt. Für sich herauszufinden, was dieses Gefühl verstärkt, ist eine der vornehmsten Aufgaben im Leben.

Verliebt sein ist das
ideale Schmerzmittel

Liebe kann ähnlich wirken wie ein Schmerzmittel. Verliebte ertragen Pein besser und sind weniger schmerzempfindlich. Die positiven Gefühle in der Phase der ersten Verliebtheit überlagern sogar unangenehme Reize.

Ein Experiment hat das eindrucksvoll gezeigt. Studenten in der ersten Phase ihrer Liebesbeziehung mussten Fotos von ihren Liebsten mitbringen, aber auch ein Foto von ähnlich attraktiven Bekannten. Dann wurde ihnen ansteigend ein Hitzereiz an den Handflächen verabreicht: Einmal sahen sie ihre Liebsten an, einmal das Bild des attraktiven Bekannten – und einmal wurden sie mit Assoziationsaufgaben abgelenkt, etwa: »Denken Sie an einen Sport, bei dem Bälle keine Rolle spielen.«

Der Anblick der Geliebten, aber auch Ablenkung ließen Freiwillige mehr Schmerz ertragen. Beim Blick auf die Bekannten störte der Schmerz hingegen stärker. Allerdings wurden unterschiedliche Hirnareale aktiviert: Die Schmerzlinderung durch die Liebe war in erster Linie mit Belohnungszentren im Gehirn verbunden.

Geliebt werden –
gesünder geht es kaum

Liebe wirkt sich direkt positiv auf die Gesundheit aus – wie ein unerhört wirksames Medikament. Unter Männern, die sich sicher sind, dass ihre Frau sie liebt, haben nur halb so viele Herzbeschwerden und Infarkte im Vergleich zu jenen, die das Gefühl nicht haben. Auch wenn Cholesterin, Blutdruck, Übergewicht und andere Risikofaktoren einen Herzinfarkt und Schlaganfall begünstigen, scheinen Männer allein durch das Gefühl, geliebt zu werden, vor Leiden geschützt zu sein. Frauen profitieren ebenfalls davon, wenn sie sich geborgen vorkommen. So sind ihre Überlebenschancen mit Brustkrebs etwas höher, wenn sie Rückhalt durch ihren Partner verspüren.

Wenn ein Paar hingegen nicht mehr harmoniert, schlägt sich das negativ nieder: Unglückliche Beziehungen schädigen auf Dauer das Herz. Wer mit seinem Partner auf Kriegsfuß steht, bei dem ist das Risiko für einen Herzinfarkt um ein Drittel höher als bei zufriedenen Menschen. Ähnliches gilt für das Zwölffingerdarmgeschwür. Männer, die dem Satz zustimmen, »meine Frau liebt mich nicht«, entwickeln häufiger Geschwüre. Ein Mann, der von seiner Frau geliebt wird, aber raucht, Bluthochdruck und Stress hat, weist ein geringeres Risiko für Zwölffingerdarmgeschwüre auf als jener, der ohne klassische Risikofaktoren ist, dafür aber das Gefühl hat, seiner Frau gleichgültig zu sein.

Kleines Glück, große Wirkung

Glückliche Menschen werden sieben bis zehn Jahre älter als unglückliche. Anders ausgedrückt: Sie leben 15 Prozent länger. Zudem sind glückliche Menschen seltener in Unfälle verwickelt. Gesundheitsempfehlungen konzentrieren sich meist darauf, gesund zu essen, das Gewicht zu halten, Sport zu treiben und nicht zu rauchen. Glücklich zu sein und chronischen Ärger zu vermeiden gehören aber ebenfalls in diese Liste.

Offen sein für andere lohnt sich

Man muss bereit sein, sich in andere hineinzuversetzen. In vertrauter Gesellschaft fühlen Menschen stärker mit. Mitgefühl macht gesund, stärkt die Abwehrkräfte und hilft gegen Stress. Mitgefühl muss nicht dazu führen, dass man ausgebrannt und erschöpft ist, im Gegenteil. Mit »Gefühls-Ansteckung« machen wir in behaglicher Umgebung deutlich, wie es uns geht, und spüren daraufhin besser, was andere spüren.

Gemeinsame Erfahrungen, und seien sie noch so oberflächlich, machen aus Bedrohungsszenarien eine vertraute Atmosphäre. Daraus entwickelt sich erstaunlich viel Mitgefühl. Es reicht, wenn Fremde für denselben Fußballverein oder die gleiche Band schwärmen, um mehr Mitgefühl zu empfinden. Das Rezept für mitfühlenderen Umgang ist einfach: weniger Stress und mehr Miteinander sowie etwas Zeit, um das Fremde und Trennende abzubauen.

Es gibt Ausflüchte, mit denen Menschen begründen, warum ihnen das Leben anderer nicht nahegeht. Probleme Fremder werden als lästig empfunden. Sich damit beschäftigen zu müssen raubt nicht nur Zeit, sondern vor allem Energie, so die Annahme. Und man will sich nicht ständig runterziehen lassen. Dass Mitgefühl Kraft kostet, dass andere wie »Energie-Vampire« unsere Reserven anzapfen, wenn sie Einfühlung einfordern, ist eine verbreitete Vorstellung. Dabei tut Mitgefühl, wenn es richtig verstanden wird, unendlich gut und stärkt, statt zu schwächen.

Schutz für das Herz:
Stress positiv erleben – oder umdeuten

Stress haben alle, kennen alle. Es kommt darauf an, ihn positiv zu deuten und sich nicht davon unterwerfen zu lassen. Ein Grund für die unterschiedliche Anfälligkeit für Herzinfarkt ist das unterschiedliche Erleben von Stress: Positiver Stress (»Eustress«), wie ihn typischerweise Manager erleben, ist zwar mit hohen Anforderungen verbunden, doch zumeist bringt er die Betroffenen voran, und selbst gesetzte Ziele werden erreicht. Diese Art von Belastung ist deshalb weniger gesundheitsschädlich als negativ empfundener Stress (»Distress«), der trotz aller Bemühungen nicht zum Erfolg oder zu anderen erfreulichen Ergebnissen führt.

Mehr als 70 Prozent der leitenden Angestellten empfinden Stress auch positiv. Mehr als 40 Prozent der Führungskräfte erleben positiven Stress während der Arbeit, bei Freiberuflern und Selbständigen sind es mehr als 50 Prozent. Außerdem achten Spitzenkräfte in den letzten Jahren stärker auf ihre Gesundheit. Manche Manager leisten sich Fitnesstrainer, andere haben es geschafft, trotz vollem Terminkalender Platz für Sport zu finden und sich ausgewogen zu ernähren. Die Folge: Das Risiko des unzufriedenen Arbeiters am Fließband, an einem Infarkt zu sterben, ist statistisch gesehen dreimal so hoch wie das seines gleichaltrigen zufriedenen Fabrikdirektors. Dabei ist es nicht allein eine Frage von Geld und Status, sich immer wieder Zeit für sich zu nehmen und Belastungen nicht nur negativ zu erleben.

Für sie: auf der Suche nach dem unsicheren Mann

Ein unsicherer Mann ist oft eine sichere Partie. Er würde es sich kaum trauen, sich zu trennen. Die Angst vor dem Unbekannten ist größer als der Ärger über den täglichen Wahnsinn zu Hause. Männer, die Konflikten gern aus dem Weg gehen und Entscheidungen vermeiden, sind ebenfalls besonders geeignet für eine stabile Beziehung.

Größe zeigen gegen die Eifersucht

Größer gewachsene Menschen sind weniger anfällig für Eifersucht als vertikal benachteiligte. Männer über 1,90 Meter kennen kaum den nagenden Zweifel an der Treue des Partners. Frauen mittlerer Größe (zwischen 1,68 und 1,76 Meter) sind am wenigsten eifersüchtig. Nur wenn sie es mit einer höher gewachsenen sportlichen Konkurrentin zu tun haben, packt sie plötzlich das grüngeäugte Scheusal, wie Shakespeare die Eifersucht nannte.

Stärke für das Herz

Für viele Menschen, die unter Stress leiden, ist es hilfreich, den Herzrhythmus zu stabilisieren. Zumeist geht dieser Zustand mit einer tieferen Atmung und Entspannung im Bauchraum einher. Entsprechende Techniken lernt man zum Beispiel beim Autogenen Training, Yoga und bei der Meditation.

In einem *ersten Schritt* lenkt man die Aufmerksamkeit nach innen und schiebt die Sorgen beiseite. Die Gedanken lässt man kommen und gehen, ohne sich zu etwas zu zwingen. Durch tiefes Ein- und Ausatmen wird der Parasympathikus angeregt – das Nervensystem, das im Zustand der Ruhe und Erholung aktiv ist. Wird das Ausatmen voll ausgeschöpft und verlängert, ist der Effekt besonders groß.

In einem *zweiten Schritt* ist es hilfreich, sich auf das Herz zu konzentrieren und es sich groß und schwer in der großen Höhle des Brustkorbs vorzustellen und dabei ruhig zu atmen. Man kann sich auch vorstellen, »durch das Herz zu atmen« oder wie das Herz den Körper mit frischem sauerstoffhaltigem Blut versorgt oder die Lunge durch kräftige Atemzüge frische Luft zugeführt bekommt.

Der *dritte Schritt* besteht darin, sich die Wärme und Geräumigkeit in der Brust vorzustellen. Ruhige Atemzüge, bei denen sich der Brustkorb gemächlich hebt und senkt, können dieses Gefühl verstärken. Man kann sich das Herz im Brustkorb wie ein zufriedenes Kind in einer wohlig warmen Badewanne vorstellen.

Manche Menschen überkommen bei diesen Übungen Gefühle der Rührung und Dankbarkeit – es klingt pathetisch, aber sie öffnen ihr Herz im doppelten Sinne. Jeder muss herausfinden, welche Übung am hilfreichsten für ihn ist. Aber schon die Erinnerung an angenehme Erlebnisse stabilisiert den zuvor unregelmäßigen Herzschlag und beruhigt. Dadurch wird das Herz weniger empfindlich für Infarkte.

Ein Tier fürs Herz: Auslauf und Aufgaben haben

Es ist gesund, sich um Haustiere zu kümmern, und es erhöht die Lebenserwartung. Egal ob Ratte, Sittich, Hund oder Katze, allein die Verantwortung für ein Tier erhöht das körperliche wie seelische Wohlbefinden und senkt die Risiken für diverse Krankheiten. Brauchen Tiere – wie etwa große Hunde – besonders viel Auslauf, verstärkt die regelmäßige Bewegung den gesundheitlichen Nutzen der Tiere für den Menschen noch.

Musik fürs Herz

Musik wirkt sich günstig auf die Herzfrequenz und Schwankungen des Herzrhythmus aus. Musik erhöht nicht nur die Lebensqualität, sondern schont Herz und Gefäße und trägt so zur Gesundheit bei. Besonders gesundheitsfördernd, beruhigend und Angst lösend scheinen die Werke von Bach, Mozart und Verdi zu sein.

Auch mit Belastungen lässt sich leichter umgehen, wenn die richtige Musik gehört wird. Bei Patienten nach einer Herzoperation liegt die Konzentration des Stresshormons Cortisol deutlich niedriger als bei jenen Kranken, die nach der Operation im Krankenhausbett keine Musik hören. Gesang und Orchestermusik sind hilfreicher als uniforme Rhythmen. Den günstigsten Effekt auf die Gesundheit übt klassische Musik und Meditationsmusik aus.

Gute Gefühle machen gesund

Durch gute Gefühle sinken Blutdruck, Herzfrequenz und Stresshormone – auch Entzündungswerte und Faktoren der Blutgerinnung werden von angenehmen Emotionen gedämpft. Zwar wird das Blut im Streit und unter Stress auch bei zufriedenen Menschen zähflüssiger, doch die Werte normalisieren sich schneller wieder. So ist das geringere Risiko für Infarkte, Thrombosen und Schlaganfälle bei glücklichen Zeitgenossen zu erklären. Auch unter Husten, Schnupfen und Heiserkeit leiden sie seltener.

Erstaunlich ist, wie unterschiedlich Männer und Frauen Stress erleben. Werktage empfinden Männer wie Frauen als ähnlich belastend. Am Wochenende sind Frauen jedoch weniger glücklich als Männer.

Glauben hilft – egal an was

Glauben ist aus medizinischer Sicht nur zu empfehlen. Gemeint ist damit nicht, sich für einen bestimmten Gott oder eine Religion entscheiden zu müssen. An etwas zu glauben tut vielmehr *an sich* gut. Es verschafft bessere Stimmung, vielleicht gar Begeisterung – und beides wirkt sich positiv auf die Gesundheit aus. Zudem wird der Blutdruck gesenkt. Wofür man sich einsetzt und woran man glaubt, ist nicht so wichtig. Eine Untersuchung von Harvard-Medizinern an 1200 Senioren zeigte, dass regelmäßiger Gottesdienstbesuch dazu beiträgt, befreiter atmen zu können. Bei den Kirchenbesuchern blieb die Lungenfunktion über die Jahre deutlich besser erhalten als bei jenen Altersgenossen, die weniger religiöse Bindungen hatten. Ähnlich positive Folgen wurden auch bei Anhängern anderer Glaubensrichtungen beobachtet.

Familie tut gut, auch wenn sie manchmal nervt

Familienmitglieder schmutzen, aber sie halten gesund. Längst ist erwiesen, dass verheiratete Menschen länger leben und gesünder bleiben als Singles. Dies gilt für Männer wie Frauen, und diese Statistik wird nicht mal dadurch getrübt, dass es etliche Familien gibt, die sich gegenseitig zerfleischen. Offenbar wirkt es sich positiv auf Herz, Gefäße und andere Organe aus, miteinander Freud und Leid zu teilen.

Der gesundheitliche Nutzen ist aber nicht nur auf das Miteinander zurückzuführen. Gesellschaft und sozialer Austausch allein reichen nicht. Denn offenbar ist der gesundheitliche Zustand von Paaren mit Kindern besser als der von Paaren ohne Kinder. Wer Kinder hat, weist einen geringeren Blutdruck auf. Paare, die ihre Ehe als glücklich und bereichernd beschreiben, haben auch günstige Blutdruckwerte und weniger Stresshormone im Körper.

Leider gilt die Auswirkung der Familie auf die Gesundheit auch im Negativen, zum Beispiel beim Verlust des Partners. In dem Monat nach dem Tod ihrer Frau sterben doppelt so viele Männer wie sonst im gleichen Alter. Bei Frauen ist die Sterblichkeit in den Monaten nach dem Tod ihres Partners sogar verdreifacht.

Gute Freunde sind gesund

Freunde sind besser für die Gesundheit als so mancher Ehepartner und andere Mitglieder der eigenen Sippe. Mit Freunden gibt es schließlich selten Stress, und man muss sich an Familienfesten nicht anschweigen. Wer sich von seinen Freunden verstanden und bei ihnen aufgehoben fühlt, schont Herz und Gefäße, stärkt seine Abwehr und ist weniger anfällig für Krankheiten.

Bleibende Freundschaften bilden sich oft in Kindheit und Jugend. Wer sie pflegt, dem erlauben sie ein längeres Leben. Die Wahrscheinlichkeit, alt zu werden, ist um 50 Prozent erhöht, wenn man in Beruf, Familie und Freizeit von freundlichen Menschen umgeben ist – und etwas dafür tut, dass die Menschen freundlich zu einem sind.

Der Mensch ist ein Gruppentier

Wer mit einer Gruppe verbunden ist und sich für andere verantwortlich fühlt, überträgt das auf den Umgang mit sich selbst. Man passt besser auf sich auf, lebt gesundheitsbewusster und geht weniger Risiken ein. Gleichzeitig sind körpereigene Stresshormone vermindert und setzen den Körper nicht ständig unter Feuer. Zufriedenheit und Gesundheit sind ansteckend. Wer von zufriedenen Menschen umgeben ist, dem wird es in Zukunft wahrscheinlich noch besser gehen.

Gute Gefühle sind ein kollektives Phänomen und breiten sich aus, wenn man mit anderen zusammenkommt. Wenn ein befreundeter Mensch glücklich ist, erhöht sich die Wahrscheinlichkeit der Menschen, die im Umkreis von 1,5 Kilometern leben, um 25 Prozent, ebenfalls glücklich zu werden. Gegenseitige Unterstützung im Team macht kurzfristig leistungsfähiger und langfristig gesünder. Im Sport sind Verspannungen seltener, Schmerzen fallen geringer aus. Damit sinkt die Verletzungsgefahr, und für die gleiche Leistung muss weniger Anstrengung aufgebracht werden.

Bindungen und Nähe sind Futter
für Körper und Seele

Der Mensch ist ein Gemeinschaftswesen und nicht nur emotional, sondern auch körperlich darauf angewiesen, mit anderen in Kontakt zu treten und sich ihnen nahe zu fühlen. Wer keine Freundschaften und kaum Bindungen hat, wer sich verlassen und nicht unterstützt fühlt, verkümmert hingegen und geht ein.

In letzter Zeit haben Wissenschaftler erkannt, wie wichtig Freundschaft und Kontakt für die Gesundheit sind. Vereinfacht gesagt: Wer keine sozialen Beziehungen hat, wird häufiger und schwerer krank und stirbt früher. Einsamkeit nagt nicht nur am Gemüt, sondern auch am Organismus. Die körperlichen Folgen sind mindestens so ausgeprägt wie die seelischen. Nahezu alle Organe werden in Mitleidenschaft gezogen. So bekommen einsame Menschen häufiger Infarkte, Rhythmusstörungen und Herzschwäche. Ihr Blutdruck ist gegenüber jenen erhöht, die sozial eingebunden sind. Wer sich allein fühlt, ist eher müde und erschöpft, hat wenig Energie und schläft schlechter. Alle diese Einbußen verstärken sich, so dass einsame Menschen weniger unternehmen, ihre Mobilität nachlässt, sie eher gebrechlich werden und ihre kognitiven Fähigkeiten früher eingeschränkt sind. Wer hingegen aktiv ist, sich mit Freunden und Familie umgibt und sich für seine Mitmenschen interessiert, zudem Hobbys nachgeht und Aufgaben hat, der hat prächtige Chancen, gesund zu bleiben. Die Auswirkungen, die ein liebevolles Wort und aufmunternde Gesellschaft auf die Lebenserwartung haben, sind enorm. Sich aufgehoben zu fühlen macht nicht nur glücklich, sondern hält fit.

Beziehungen und Freundschaften halten gesund

Freunde wirken sich positiv auf die Gesundheit aus. Wenn jemand mit einer Gruppe verbunden ist und sich für andere verantwortlich fühlt, überträgt sich das auf den Umgang mit sich selbst. Zudem sind körpereigene Stresshormone vermindert und setzen den Körper nicht unter Feuer. Freundschaften schützen in jedem Alter. Die Wahrscheinlichkeit, alt zu werden, ist um 50 Prozent erhöht, wenn man in Beruf, Familie und Freizeit von freundlichen Menschen umgeben ist – und etwas dafür tut, dass die Menschen freundlich zu einem sind. Die positiven Folgen erfreulicher Bindungen können sich wie eine ansteckende Krankheit ausbreiten. Zufriedenheit und Gesundheit strahlen auf die nächste Umgebung ab.

Die Gesundheitsgefahren durch mangelnden sozialen Austausch sind hingegen ähnlich groß wie beim Konsum von 15 Zigaretten täglich. Die Ursachen werden erst langsam entschlüsselt. Bei Menschen ohne Freunde ist der Gefäßwiderstand größer – das verhärtet die Arterienwände und erhöht den Blutdruck. Stressmoleküle sind im Speichel und Urin von Menschen mit wenig Bindungen erhöht. Wer einsam seine Kreise zieht, schläft schlechter, erholt sich nicht gut und empfindet seine Freizeit als weniger befriedigend. Sogar das Immunsystem gerät aus der Bahn: Signalmoleküle, die Entzündungen fördern, finden sich vermehrt. Beziehungsforscher plädieren dafür, den Mangel an erfreulichen Beziehungen in die Liste der Gesundheitsgefahren aufzunehmen. Es geht nicht nur um Ernährung, Bewegung und Gewicht, mindestens so wichtig für das Wohlergehen sind Familie und Freunde.

Wann Einsamkeit gefährlich wird, ist Ansichtssache

Einsamkeit und soziale Isolation bringen gesundheitliche Nachteile mit sich, die nicht zu unterschätzen sind. Interessanterweise sind die negativen Folgen der Einsamkeit aber nicht davon abhängig, wie viele – oder besser gesagt: wie wenige – Kontakte die Menschen tatsächlich haben. Allein das subjektive Gefühl, einsam, isoliert und verlassen zu sein, wirkt sich schädlich aus.

Mitgefühl tut nicht nur anderen, sondern auch uns selbst gut

Anteil zu nehmen an Lust und Leid anderer ist nicht nur angenehm für jene, die spüren, dass man mit ihnen fühlt. Auch die Menschen, die sich für das Leben und Erleben anderer öffnen, profitieren erheblich davon. Mitgefühl stärkt Körper wie Seele, macht psychisch robuster, physisch stärker und stimuliert das Immunsystem. Wer mit anderen fühlt, ist gesünder, seelisch gefestigt und hat bessere Abwehrkräfte.

Einfühlsamer zu sein wirkt sich auf nahezu alle Organe positiv aus. Zudem laufen Entzündungsreaktionen weniger heftig ab, selbst Erkältungen sind bei Menschen seltener, die zu Anteilnahme und Mitgefühl in der Lage sind. Mitfühlende Menschen leiden auch seltener an Depressionen und anderen seelischen Leiden. Sie sind weniger empfindlich gegenüber Schmerzen. Gefühle der Verbundenheit setzen körpereigene Endorphine im Gehirn frei, das sind Opiate, die bei Lust, aber auch Erschöpfung entstehen. Der Mensch ist auf diese Weise selbst in der Lage, durch Mitgefühl entstandene Schmerzen zu lindern.

Kein Wunder, dass die Lebenserwartung jener Menschen steigt, die sich anderen nahe fühlen, einfühlsam sind und sich von engen Freunden getragen wissen.

Romantisch und liebevoll an den anderen denken setzt sich fest

Romantische Vorstellungen voneinander setzen sich in der Wahrnehmung fest. Wer nach zehn Jahren Partnerschaft noch füreinander schwärmt, bei dem sind ähnliche Hirnregionen aktiv wie bei frisch Verliebten. Das Belohnungs- und Glückssystem bleibt stimuliert, hormonelle Glücksbringer wie Dopamin und Oxytocin werden vermehrt ausgeschüttet, und jene Hirnregionen, die feuern, wenn es um Lust und Motivation geht, sind aktiviert. Diese Erkenntnisse sind ermutigend für Langzeitpaare und solche, die es werden wollen.

Hormonausschüttungen im Gehirn von Dauerverliebten sind ähnlich denen, die für die Mutter-Kind-Bindung eine Rolle spielen – sie fördern innige Zuwendung ohne erotische Anteile. Die körperliche Liebe steht bei Paaren, die lange zusammen sind, nicht mehr im Vordergrund. Trotzdem gibt es, wenn alles gutgeht, noch viele zärtliche Gefühle für den Partner.

Bei Langzeit-Liebenden sind zudem jene Hirnregionen besonders aktiv, die stimuliert werden, wenn man sich wertgeschätzt fühlt. Wird das Belohnungssystem durch kleine Aufmerksamkeiten zu Beginn der Beziehung angesprochen, ist dies ein Zeichen dafür, dass die Partnerschaft länger hält.

Nach der Midlife-Crisis
geht es wieder aufwärts

Es besteht Hoffnung für die geplagten Fortysomethings in der Midlife-Crisis: Nach der Krise geht es wieder aufwärts. Spätestens in den Fünfzigern beginnt der Aufschwung, und mit 60 Jahren ist die Lebenszufriedenheit oft ähnlich groß wie bei den 25- oder 30-Jährigen – sofern die Gesundheit nicht beeinträchtigt ist.

In westlichen Ländern nimmt die Lebenszufriedenheit einen U-förmigen Verlauf mit dem Tiefpunkt im Alter zwischen 45 und 54 Jahren. In diese Zeit fällt die produktivste Arbeitsphase, und die Leute wollen viel schaffen und verdienen, was oft auf Kosten des Wohlbefindens und der Gesundheit geht. Man will für später vorsorgen und vergisst darüber die Gegenwart. Zudem stellen sich in der heiklen Lebensphase zwischen 40 und 50 schmerzliche Erkenntnisse ein: Für den Karriereneustart ist es zu spät, im Beruf sind Grenzen erreicht. Die Beziehung erkaltet, die Knochen knirschen, das Kreuz drückt, und immer zwickt es irgendwo. Und dann muss die Lesebrille her.

Menschen entwickeln das ernüchternde Gefühl, dass sie zwar manche Ziele erreicht haben, es aber nicht mehr weiter nach oben geht. In dieser »Plateau-Phase« nehmen Schlafstörungen, Freudlosigkeit und Abstumpfung zu, die Leistungskraft lässt nach. Häufig klagen Menschen über Kopf- oder Rückenschmerzen. Nach einigen Jahren stellt sich Gelassenheit ein. Sich einzugestehen, dass der Aufstieg nicht unbegrenzt weitergeht, ist wichtig für das seelische wie körperliche Wohlbefinden. Die Einsicht, dass es gut ist, so wie es ist, trägt entscheidend dazu bei, eine Midlife-Crisis zu bewältigen.

205

Heilung kommt,
wenn man damit rechnet

Die Erwartungshaltung bestimmt den Erfolg. Immer wieder zeigt sich, dass die Wirksamkeit eines Medikaments stark davon abhängt, ob Patienten der Behandlung zuversichtlich oder skeptisch entgegensehen. Wer damit rechnet, dass eine Therapie hilft, hat auch mehr Linderung zu erwarten.

Bei etlichen Patienten kann es daher hilfreich sein, wenn Psychotherapien Teil der Behandlung sind, um damit auch die Wirkung der Medikamente zu verbessern. Die Erwartungshaltung bewirkt handfeste neurobiologische Veränderungen im Gehirn, etwa dass Schmerzen gedämpft werden oder die Stimmung aufgehellt wird. Gerade bei der Behandlung von Depressionen ist das von Bedeutung, denn Studien haben gezeigt, dass Placebos bis zu 80 Prozent der Wirkung von Antidepressiva erzielen. Die Scheinpräparate wären öfter angebracht. Noch wichtiger ist es jedoch, mit der Therapie eine positive Erwartungshaltung bei den Patienten zu aktivieren.

Streiten in der richtigen Dosis

Dass ein Streit wie ein klärendes Gewitter in einer Beziehung wirkt, stimmt nur, wenn anschließend nicht weiter Groll gegen den Partner gehegt wird. Überwiegen jedoch dauerhaft Empfindungen wie Ärger und Abneigung, macht dies die Partnerschaft krank. Sich gar nicht mehr zu streiten ist allerdings auch nicht gesund und ein Alarmzeichen. Wer sich so gleichgültig ist, dass ihn die unterschiedlichen Ansichten in seiner Partnerschaft kaltlassen, hat sich emotional längst verabschiedet. Eine derartige Teilnahmslosigkeit tut weder dem Partner noch der eigenen Gesundheit gut.

Strategien in der dunklen Jahreszeit

Schwankungen der Hormonspiegel tragen zum Ende des Jahres dazu bei, dass die Menschen müder sind und sich manchmal nur noch die Decke über den Kopf ziehen wollen. Ein bisschen länger zu schlafen ist zwar in Ordnung, ansonsten ist das beste Rezept gegen düstere Stimmung aber, aktiv zu werden, Spaziergänge zu machen und Freunde zu treffen.

Im Herbst sind deutlich mehr Leute depressiv als zu anderen Jahreszeiten. Entgegen der landläufigen Annahme konnte aber nicht belegt werden, dass trübes Wetter allein die Menschen depressiv macht. Anhaltend schlechtes Wetter bremst die Menschen in ihrer körperlichen Aktivität, sie verkriechen sich. Bewegungsmangel und Passivität begünstigen die Neigung zu depressiven Verstimmungen. Indirekt könnte das rauhe Wetter also durchaus einen Einfluss haben. Das heißt: raus aus den Federn, ab nach draußen in die Luft und unter die Leute.

Wer sein Schicksal für unabänderlich hält, lähmt sich selbst

Hält man seine Figur, seine Beweglichkeit oder bestimmte Verhaltensmuster für ein unabänderliches Schicksal, ändert man wenig daran. »Schicksal«, »Ist von Natur aus so«, »Kann man nichts machen«. Zum Beispiel beim Gewicht: schwere Knochen, Veranlagung, alles stoffwechselbedingt. Es liegt eben in der Familie – oder modern ausgedrückt: in der DNA. Erklärungen, warum das Übergewicht wie eine Naturgewalt über einen gekommen ist, gibt es viele. Und gegen diese Fügung kann man natürlich nichts ausrichten. Weil es so aussichtslos erscheint, versuchen viele dickleibige Menschen gar nicht erst, ein paar Kilo zu verlieren, sondern legen noch weiter zu.

Wenn man glaubt, an seinem Gewicht durch bessere Ernährung oder Sport nichts ändern zu können, werden auch nicht die entsprechenden Konsequenzen gezogen. Dabei sind Bauchumfang und Figur nicht unabänderlich festgelegt und auch andere eingeübte Muster nicht genetisch bedingt – das sind allerdings bequeme Ausreden, um sich weiter so zu verhalten wie bisher.

Die Kraft der Fantasie nutzen

Die eigene Vorstellungskraft ist ungeheuer mächtig, das sollte man ausnutzen. Ein Erlebnis des Schriftstellers Mark Twain zeigt dies eindrucksvoll: An einem heißen Sommertag übernachtete er in einem Hotel am Mississippi. Die Luft war stickig, er konnte nicht schlafen. Nach Stunden warf er verzweifelt einen Schuh gegen das Fenster. Er hörte Glas zerspringen, spürte einen kühlen Windhauch und schlief ein. Am nächsten Morgen wachte Twain erholt auf. Er sah, dass er nur das Glas eines Spiegels zerbrochen hatte. Er hatte sich allein durch die Kraft seiner Gedanken Kühlung verschafft. Wie wichtig die Imagination für den Heilungsprozess ist, wissen Forscher schon länger: Zum Beispiel halten Patienten eine Injektion für wirksamer, je dicker die Nadel ist. Tabletten gelten als effektiver, je größer, teurer und bunter sie sind.

Liebe hält das Herz länger fit

Die Heilkraft der Liebe ist groß – eigentlich dürfte das Herz eines liebenden Menschen vor Leid geschützt sein. Doch auch bei geliebten Menschen können die Herzkranzgefäße dichtmachen. Dann droht der Infarkt, und höchste Eile ist geboten: Die verstopften Koronarien müssen aufgedehnt werden, oder ein Bypass überbrückt die Engstelle. Das Ersatzgefäß hält jedoch nicht ewig. Der Bypass kann wieder verstopfen, dann droht erneut ein Infarkt.

Doch wer liebt und geliebt wird, hat das Glück, dass sein Bypass länger hält. Je glücklicher die Ehe, desto besser die Prognose. Unter Verheirateten mit Bypass leben nach 15 Jahren 2,5-mal mehr Patienten als unter jenen, die keinen Partner haben. Gaben die Herzkranken, ein Jahr nachdem ihnen der Bypass gelegt wurde, an, mit ihrer Ehe zufrieden zu sein, war ihre Chance sogar um das 3,2-Fache erhöht, nach 15 Jahren noch am Leben zu sein.

Zum längeren Leben der glücklich Verheirateten trägt bei, dass sie von ihren Partnern unterstützt werden, gesünder zu leben. Hinzu kommen positive Effekte auf die Gesundheit allgemein, die durch gute Gefühle und Zuneigung verstärkt werden.

Sich eingebunden fühlen
schont die Kranzgefäße

Ärger zu minimieren sowie neuen zu umgehen ist sozial verträglich. Zudem hält es die Herzkranzgefäße offen. Sich eingebunden fühlen und aufgehoben im Kreis von Angehörigen, Freunden und Bekannten hat viele positive Folgen: Wer sich von wohlmeinenden Menschen umgeben sieht, wird seltener einen Infarkt erleiden. Sogar auf das Krebsrisiko wirkt sich das Miteinander günstig aus. Ältere Männer leiden seltener an Tumoren, wenn sie nicht allein, sondern mit Freunden oder Familienmitgliedern Haus oder Wohnung teilen. Wer zudem viel aushäusig unternimmt, zahlreiche Kontakte hat, Hobbys pflegt und feste Aufgaben und Pflichten übernimmt, hat das Beste für sich und sein Herz getan.

Emotionale Belastungen und Einsamkeit verstärken hingegen das Infarktrisiko deutlich. Stress und Unzufriedenheit in Beruf, Familie oder Partnerschaft erhöhen das Infarktrisiko demnach um den Faktor 2,67. Damit wirken sich emotionale Belastungen fast so stark auf die Gefahr aus, einen Herzinfarkt zu erleiden, wie der klassische Risikofaktor Rauchen (Faktor 2,87) und stärker als Diabetes (Faktor 2,37) oder Bluthochdruck (Faktor 1,91).

Wer optimistisch und zufrieden ist, bekommt seltener Infarkte

Menschen, die zumeist optimistisch, glücklich und zufrieden sind, leiden seltener an Herzerkrankungen als Grantler und Schwarzseher. Jeder sollte daher versuchen, in seinen Alltag Aktivitäten zu integrieren, die ihm Freude bereiten. Es geht nicht darum, auf zwei Wochen Jahresurlaub zu warten, um ein bisschen Spaß zu haben. Unter Menschen mit optimistischer Grundhaltung treten 22 Prozent weniger Herzinfarkte und Angina-Pectoris-Anfälle auf.

Warum Optimismus Herz und Gefäße schont, ist im Detail noch unklar. Ärzte vermuten, dass Menschen mit positiver Einstellung weniger Stress erleben und ihr Körper deshalb längere Phasen der Entspannung genießen kann, in denen Herz und Gefäße nicht durch Adrenalin, Cortisol und andere Alarmmoleküle aufgepeitscht werden. Zudem erholen sich optimistische Menschen schneller von belastenden Erlebnissen, anstatt sie immer wieder in Negativ-Schleifen nachzubearbeiten.

Kaffee schützt vor Verkalkung

Moderater Kaffeekonsum ist gut fürs Herz und schützt vor Gefäßverkalkung. Wer drei bis fünf Tassen am Tag trinkt, weist die geringsten Ablagerungen auf. Der Kalkanteil in den Koronararterien ist ein Maß dafür, wie schnell die Kranzgefäße zu verstopfen drohen und ein Infarkt bevorsteht. Die stärksten Kalkschichten zeigen sich bei jenen Menschen, die entweder weniger als eine oder mehr als fünf Tassen täglich zu sich nehmen.

Lob der Bohne

Lange Zeit wurde Kaffee verfemt – jetzt entdecken Mediziner, wie gesund er ist. Kaffee ist ein Schmiermittel für ein gelungenes Sozialleben. Ohne die morgendliche Dosis Koffein wäre mancher Zeitgenosse unerträglich. Im Berufsleben hält die Kaffeepause nicht nur das Blut, sondern auch Klatsch und Tratsch in Schwung. Dennoch werden dem Bohnenextrakt diverse Gefahren angedichtet. Dabei finden Forscher immer mehr Belege dafür, wie gesund Kaffee ist.

So wirkt Kaffee Diabetes entgegen und verbessert die Insulinempfindlichkeit der Zellen. Dies trägt dazu bei, dass im Blut zirkulierender Zucker besser aufgenommen wird. Regelmäßiger Kaffeekonsum geht mit günstigeren Blutfetten einher, und das »böse« LDL-Cholesterin ist nicht so stark erhöht wie bei Menschen, die sehr wenig oder besonders viel Kaffee trinken. Offenbar sind vier Tassen Kaffee am Tag optimal und wirken sich günstig auf Herzfunktion, Zustand der Kranzgefäße, Thromboseneigung und damit das Risiko für Infarkt, Schlaganfall und Embolien aus.

Für Kaffeetrinker spürbar – weil ihr Herz stärker pocht – ist der Blutdruckanstieg, kaum dass die Tasse leer ist. Trotzdem wirkt sich intensiver Kaffeegenuss auf Dauer nur mäßig auf den Druck aus. Selbst jahrzehntelanger Konsum von fünf Tassen Kaffee täglich erhöht den Blutdruck nur um fünf Millimeter Quecksilbersäule (mm Hg) – er beträgt dann beispielsweise 138/88 statt 133/83 mm Hg.

Gut möglich, dass Kaffee weitere Überraschungen bereithält und das Gehirn schützt. Geringere Risiken für multiple Sklerose, Parkinson und Alzheimer bei Kaffeetrinkern werden jedenfalls diskutiert.

Das biologische Alter
variiert sehr stark

Das biologische Alter lässt sich stark beeinflussen – durch Lebensstil, Verhalten und Umgebung. Nur 20 Prozent der Alterungsvorgänge sind genetisch vorbestimmt. Der körpereigene Jungbrunnen lässt sich mit einfachen Mitteln aktivieren, die zu den Klassikern der gesunden Lebensführung gehören: Genug Schlaf und Bewegung, Ruhe und Entspannung, gemischte Kost und wenig Giftstoffe wie Nikotin und Alkohol. Zudem Freunde, Familie, Freude, Aufgaben und Verantwortung.

Eine unterschiedliche Dosis dieser Zutaten ist der Grund dafür, dass manche Menschen schnell verblühen, während andere sich kaum verändern. Bei jedem Klassentreffen ist das zu beobachten. Die Spanne des »biologischen Alters« ist bereits in jungen Jahren erstaunlich groß und das Tempo von Abbau und Verfall sehr unterschiedlich. Manche Menschen altern biologisch kaum, andere um drei Jahre pro Kalenderjahr. Alterungsprozesse zeigen sich an der kardiovaskulären Fitness, an Blutwerten, der Lungenfunktion, an Niere und Leber, aber auch dem Zahnstatus, dem Stoffwechsel und dem Immunsystem.

Bei Menschen, die nach dem Kalender 38 Jahre alt sind, kann das biologische Alter zwischen 30 und fast 60 Jahren schwanken. Wer älter eingestuft wird, schneidet auch schlechter bei Tests ab, die mit Senioren gemacht werden und in denen Gleichgewicht, Koordination, Stärke des Händedrucks und die Reaktion auf ungewohnte Situationen überprüft werden. In Tests zum kognitiven Vermögen sind körperlich vorgealterte Menschen ebenfalls nicht mehr so gut.

Grün baut Stress ab und stärkt die Gesundheit

Parks und Grünflächen sind gut für die Gesundheit, vermindern Stress und halten die Luft sauber. Erlebnisse in Wald und Flur wirken erholsam und ausgleichend für Leib und Seele. Grün tut gut. Es senkt den Blutdruck und vermindert den Cortisolspiegel, der ein Gradmesser für Stress ist.

Treffen Prognosen der Weltgesundheitsorganisation WHO zu, leben in 30 Jahren 70 Prozent der Menschen weltweit in Städten. Mit der richtigen Dosis Grün eröffnet sich ein Weg, das Wohlbefinden der Bevölkerung zu steigern: Üppige Vegetation filtert Schadstoffe aus der Luft und verhindert, dass sich Ballungsräume aufheizen. Zudem dämpfen Pflanzen Lärm. Atemwegsleiden sind daher in grünen Wohngebieten seltener, und Herzinfarkte aufgrund zu großer Hitze treten ebenfalls weniger oft auf.

In grün bepflanzten Ortschaften fühlen sich Menschen zu Sport und anderen Freizeitaktivitäten animiert. Dadurch treten Zivilisationsleiden wie Diabetes, Herzinfarkt und Übergewicht in solchen Wohngegenden seltener auf. Allein der Anblick oder der Aufenthalt in der Natur trägt dazu bei, sich gestärkt zu fühlen. In Straßen mit vielen Bäumen leiden weniger Kinder an Asthma. Anwohner fühlen sich subjektiv wohler, und ihre Stressverarbeitung ist stabiler, je artenreicher die Bepflanzung in der Nähe und je größer die Vielfalt der dort heimischen Singvögel ist.

Begrünte Brachflächen
senken den Puls

Gepflegtes Grün schont den Kreislauf. Führt ihr Weg an bepflanzten Flächen vorbei, schlägt der Puls der Anwohner im Mittel 15-mal pro Minute weniger als wenn sie an verödetem Brachland oder ungenützten Grundstücken vorbeikommen. Ein niedrigerer Puls geht mit geringerem Blutdruck und einem verminderten Risiko für Infarkt und Schlaganfall einher. Zudem ist der Puls ein verlässlicher Indikator für die Stressreaktion und zeigt an, ob man sich behaglich oder befremdet fühlt. Wenn Stadt und Eigentümer aufpassen, dass Grundstücke gepflegt sind, wäre das ein einfacher Beitrag zum Wohlbefinden.

Ein Hoch auf die Pause und den Feierabend

Man muss sich dagegen wehren, permanent verfügbar und immer erreichbar zu sein. Pausen sind zum Pausieren da und der Feierabend als Abschluss der Arbeit. Es ist gesünder, schont die Nerven und senkt den Puls, wenn zu festen Zeiten Schluss ist und nicht rund um die Uhr Mails beantwortet werden.

Vielleicht kann man auf dem Land noch diese entspannte Selbstgenügsamkeit finden. Manchmal trifft man dort Menschen, die nicht den Drang verspüren, ständig etwas erledigen, vorbereiten, nachbesprechen zu müssen, und die noch das wohlige Gefühl des Feierabends kennen und eine eigene Form des In-sich-Ruhens ausgebildet haben. Es lohnt sich, diesen Lebenskünstlern nachzueifern. Egal wo man wohnt und welcher Tätigkeit man nachgeht.

Das Fitness-Studio um die Ecke
führt zu einem besseren Ergebnis

Je näher das Fitness-Studio am Wohnort oder Arbeits- platz liegt, desto einfacher ist es, morgens in der Früh, abends nach der Arbeit oder zwischendurch vorbeizu- schauen. Man sollte es sich nicht unnötig schwermachen und keine Mitgliedschaft im Studio am anderen Ende der Stadt buchen. Auch wenn das viel schicker aussieht oder die Gebühren dort niedriger sind. Worauf es jedoch sehr wohl ankommt, ist eine angenehme Atmosphäre, so dass man sich wohl fühlt und gerne hingeht.

Nichts wird in Deutschland neben Immobilienkrediten so langfristig eingegangen wie die Mitgliedschaft im Fit- ness-Studio. Die Betreiber wissen, dass die Menschen viel vorhaben – aber mit der Regelmäßigkeit zu kämpfen ha- ben. Wer seinen Rhythmus beibehalten und regelmäßig ins Studio will, sollte auf überschaubare Entfernungen ach- ten – und darauf, dass die anderen Umstände passen.

Ruhig Blut – konstruktiv streiten lässt Wunden schneller heilen

Die Wundheilung bei Paaren, die sich auch im Streit freundlich verhalten, ist kaum beeinträchtigt. Wer verletzend gegenüber dem anderen auftritt, bei dem bleiben Wunden hingegen länger bestehen. Die Wundheilung bei Streithähnen beträgt nur 60 Prozent im Vergleich zu jenen, die sich auch ihre Wertschätzung zeigen, wenn sie anderer Meinung sind. Konstruktiv streiten ist also gesünder. Es lässt den Partner länger leben und schont den eigenen Organismus.

Werden freiwilligen Paaren münzgroße Wunden am Arm zugefügt, heilen bei allen Paaren die Wunden nach hilfreichen Gesprächen besser zu. Blutgerinnung und Abwehrsystem sind aktiviert, Stressmoleküle lassen sich kaum feststellen. Nach destruktivem Streit läuft das Alarm- und Kampfsystem des Körpers hingegen auf Hochtouren: Wunden heilen langsamer, feindliche Erreger werden nicht so gut bekämpft. Erhöhte Stresshormonspiegel und Entzündungszellen sind noch am Morgen nach dem Streit im Blut zu finden.

Jeder Konflikt hinterlässt Spuren im Körper. Der richtige Umgang miteinander ist entscheidend dafür, welche Folgen ein Streit hat und wie er sich im Organismus niederschlägt.

Zuversicht verringert den Anteil aggressiver Moleküle

Die Stressantwort des Körpers auf Belastungen fällt bei Optimisten geringer aus. Ihr Adrenalin und Kortison wird nicht so häufig und nicht so massiv ausgeschüttet wie bei Pessimisten. Das fordert Herz und Kreislauf nicht so oft zu einer maximalen Leistung heraus. Wenn das Herz aber häufiger rast und der Druck in den Adern oft auf maximale Werte ansteigt, sind die als Scherstress bezeichneten Kräfte des Blutstroms, die auf die Gefäßinnenhaut einwirken, stärker. Die Adern verkalken und verstopfen in der Folge schneller.

Zudem gibt es Hinweise dafür, dass im Blut von Optimisten weniger gefährliche Stoffe schwimmen. Blutfette und Entzündungswerte wie das C-reaktive Protein (CRP) werden bei Optimisten nur in kleinen Mengen gemessen. Diese Substanzen tragen ebenfalls dazu bei, dass Blutgefäße früher dichtmachen. Wer gereizt, zynisch und garstig reagiert, bei dem läuft offenbar eine viel höhere Stressreaktion im Körper ab als bei jenen glücklichen Menschen, die freundlich und offen auf andere zugehen und auch dann gelassen reagieren können, wenn sie angestrengt sind.

Abwehrkräfte stärken –
welche Vitamine gesund sind

In Obst und Gemüse sind Vitamine gesund, als Zusatzpräparate schaden sie. Doch diese Unterscheidung ist den meisten Menschen egal. Immer mehr Untersuchungen zeigen, dass die vermeintlich gesunden Pülverchen Krankheiten begünstigen und die Lebenserwartung verkürzen können. Das Problem liegt in der Erwartungshaltung der Verbraucher. Menschen wollen ihr Verhalten nicht ändern und weiter Pommes frites und Schwarzwälder Kirschtorte essen. Die Vitaminpille dient ihnen als nachträgliches Alibi dafür. Die Abwehrkräfte werden allerdings nur durch Selbstgewachsenes gestärkt – ob aus Pflanze oder Tier. Was in Obst und Gemüse gesund ist, hilft als Pulver oder Kapsel nur selten.

Rechenaufgaben
mit Vitaminen

Drei Orangen enthalten genügend Vitamin C für einen Tag. Wer dieses Limit ständig mit Pulver überschreitet, riskiert Nierensteine. Blaubeeren sind reich an Kalzium und Karotin, das ihnen Farbe verleiht. Und an Vitamin C. 300 Gramm Beeren sind genug für einen Tag. 150 Gramm Erdbeeren und der Körper hat genug Vitamin C für den Tag. Kalzium und ein bisschen Zink gibt's mit den Früchten obendrein dazu.

Heutige Lebensmittel enthalten genauso viele Vitamine wie solche vor 50 Jahren. Der Nährstoffgehalt hat sich kaum verändert. Vitamine dienen auch als Konservierungsmittel. Die Zusätze an Vitamin C in Fruchtsäften, Bonbons oder Gummibärchen sind aber für die Gesundheit sinnlos. Sogar Cola, Fanta und andere Limonaden enthalten Vitaminzusätze, um die Produkte länger haltbar zu machen. Das hat zur Folge, dass Deutsche jeden Alters seit Jahren mehr Vitamin C zu sich nehmen, als die Deutsche Gesellschaft für Ernährung empfiehlt und als gesund ist.

Vitamine in Überdosis lösen erhebliche Nebenwirkungen aus. Betacarotin, eine Vorstufe des Vitamins A, erhöht bei Rauchern das Krebsrisiko. Zu viel Vitamin A kann zu Gelbsucht führen, zu viel Vitamin B6 zu Nervenstörungen, Vitamin C im Überfluss begünstigt neben Nierensteinen auch Durchfall, eine Überdosis Vitamin E hemmt die Blutgerinnung, zu viel Vitamin D schwächt Muskeln und lässt Organe verkalken. Die Vitaminzusatzpräparate Betacarotin, Vitamin A und E nützen nicht nur nichts, sondern können das Leben verkürzen. Man kann also gut darauf verzichten.

Der richtige Aufbau des Immunsystems

Um die Abwehrkräfte zu stärken, gibt es ein paar einfache Methoden, die im Alltag eigentlich leicht umzusetzen sind, aber trotzdem nur selten befolgt werden. Ausreichend Schlaf – denn Schlafmangel nagt am Immunsystem, und in der Nacht finden wichtige Reparaturvorgänge statt. Bewegung und frische Luft – beides stärkt die Abwehrzellen. Ausgewogene Ernährung und ausreichend Ruhe und Entspannung – diese Kur unterstützt den Körper dabei, sich gegen Eindringlinge zu wappnen.

Viele Menschen lassen sich »Aufbauspritzen« geben und nehmen Tabletten, die als »Vitaminkuren« verkauft werden. Beides muss von Patients selbst bezahlt werden. Eine spezifische Wirkung haben diese Mittel nicht, außer dass die Menschen glauben, sich etwas Gutes zu tun – hier wirkt der Placeboeffekt. Besser und effektiver sind die oben genannten Verhaltensweisen.

Bewegung gegen mürbe Knochen

Ausreichend Bewegung ist entscheidend, um Osteoporose und Brüche zu verhindern. Dies gilt besonders nach dem 60. Lebensjahr, ist aber auch vorher ratsam. Ausreichend Kalorien zuzuführen ist ebenso wichtig wie eine ausgewogene Ernährung. Kalzium-Zusatzpräparate sind nicht nötig, auch wenn viele Menschen denken, dass sie sich damit im Alter etwas Gutes tun. Der Forschungsstand zeigt jedoch, dass dies nicht günstig ist. Die reine Kalzium-Gabe bringt zudem nichts, wenn nicht genügend Vitamin D vorhanden ist. Auf ausreichend Aufenthalt in der Sonne sowie Vitamin-D-haltige Lebensmittel wie Innereien, Fisch, Eier und Milchprodukte ist deshalb auch zu achten.

Statt bis zu 1200 Milligramm Kalzium am Tag als optimale Zufuhr zu erklären, wie dies etwa die Osteoporose-Vereinigung der USA proklamiert, reichen 700 bis 800 Milligramm aus – und die werden fast immer mit der normalen Nahrung aufgenommen.

Zufriedenheit stärkt die Knochen

Zufriedenheit lässt nicht nur das Leben leichter erscheinen, sondern stärkt auch die Knochen. Ein aktiver und fröhlicher Mensch hat statistisch gesehen festere Knochen und eine stärkere Muskulatur als ein depressiver, inaktiver Mensch. Fröhlichkeit ist Balsam für Knochen – ein Spruch, den Orthopäden ihren Patienten nahebringen. Vereinfacht und wissenschaftlich fundiert kann man sagen: Glück stärkt die Knochen!

Umgekehrt gilt dieses Diktum leider auch. Der Mineralgehalt des Skelettsystems wird bei Schwermütigen – vermutlich durch erhöhte Cortisolspiegel – so vermindert, dass es innerhalb von zehn Jahren zu 40 Prozent mehr Knochenbrüchen unter Depressiven kommt. Dichtemessungen zeigen, dass die Knochen bei depressiven Frauen erheblich dünner sind als bei psychisch stabilen. So zeigt der Oberschenkelhals bei 17 Prozent der Frauen mit Depressionen einen Schwund der Knochenmasse, während nur 2 Prozent in der Vergleichsgruppe solche Veränderungen aufweisen. Der Knochen ist kein starres Material, sondern auch ein Spiegel des Gemütes und der Seele.

Abwägungssache:
Wie viel Bewegung sich lohnt

Kein Tier treibt Sport. Dabei ist unbestritten, dass Ausdauersport die Gesundheit fördern und das Leben verlängern kann – allerdings nur, wenn er richtig betrieben wird. Bis zu acht Jahre Lebenszeit können durch maßvolles Laufen, Schwimmen oder Radfahren gewonnen werden, wenn man es immer wieder tut, das heißt etwa dreimal pro Woche eine halbe bis Dreiviertelstunde. Man sollte den Sport allerdings mögen, denn die gewonnene Lebenszeit geht für das Training drauf.

Trainingslehre

Untersuchungen von Sportmedizinern haben ergeben, dass mehr als 60 Prozent aller Hobbyläufer zu schnell rennen. Weil sie nicht so oft zum Joggen kommen, wie sie es sich vorgenommen haben, spornen sich Freizeitsportler zu exzessiven Leistungen an. Das tut dem Körper nicht gut: Wer es mit Ausdauersport übertreibt, bringt sich nicht nur um den Trainingseffekt der kontinuierlichen Leistungssteigerung. Er riskiert auch schnelleren Verschleiß von Knochen und Gelenken sowie chronische Erschöpfung.

Besser ist es, so langsam zu laufen, dass man sich eigentlich unterfordert fühlt und sich noch mühelos unterhalten kann. Den meisten Hobbyläufern fällt das schwer, weil sie merken, dass sie schneller laufen könnten. Für das Training der Grundlagenausdauer ist es jedoch optimal, langsam und dafür lieber längere Strecken zu laufen. Und gesünder ist es sowieso.

Sport ist schon in geringer Dosis gut

Zwar wirkt sich eine Ausdauerbelastung von 45 Minuten dreimal in der Woche positiv auf Herz und Gefäße aus. Fünfmal in der Woche 30 Minuten stramm zu gehen, empfehlen manche Sportmediziner sogar. Würden alle Menschen so gut trainiert sein, gebe es bis zu 50 Prozent weniger Diabetes, 30 Prozent weniger Herzinfarkte und 20 Prozent weniger Krebs, so die wissenschaftliche Hochrechnung. Doch an der Lebenswirklichkeit der meisten Menschen gehen solche Trainingspläne vorbei. Je häufiger Sport getrieben wird, desto besser. Aber mit zu ehrgeizigen Zielen werden Leute abgeschreckt. Wichtiger wäre es, Menschen, die sich fast nie bewegen, zu mehr Aktivität zu motivieren. Schaffen sie es nach ein paar Übungseinheiten, zehn Minuten zügig zu gehen, wäre das bereits ein Erfolg.

Bei Bewegung ist der Spaß entscheidend

Sport ist besonders dann gesund, wenn er Spaß macht. Auf den Punkt gebracht hat das der Harvard-Kardiologe Bernard Lown: »Natürlich bin ich für Sport«, sagt er. »Aber nur, wenn es den Leuten auch Spaß macht. Denn das ist das Wichtigste und das Gesunde am Sport, die gute Laune, die gehobene Stimmung – es gibt kein besseres Antidepressivum als Bewegung. Und das ist dann wiederum gesund für das Herz.« Freizeitläufer, die verbissen Runde um Runde drehen und sich ärgern, wenn sie zu selten, zu langsam oder für zu kurze Zeit laufen, scheinen das nicht zu beherzigen. Gutes tun sie sich damit nicht.

Eine leichte Steigerung
führt eher zum Ziel

Wer sich ein Sportprogramm vornimmt und ein Ziel erreichen will, wird effektiver und erfolgreicher sein, wenn ein leichtes Pensum am Anfang steht und dann erst die Intensität gesteigert wird. Aber nicht in zu großen Schritten, sondern behutsam, in geringer Dosis.

Milon von Kroton war wahrscheinlich der erfolgreichste Sportler der Antike. Fünfmal gewann der um 550 v. Chr. geborene Athlet bei den Olympischen Spielen des Altertums im Ringkampf. Er war auch noch in anderen Kraftsportarten siegreich. Der Legende nach soll Milon einen einfachen Trainingsplan verfolgt haben. Demnach stemmte er als Jugendlicher jeden Tag ein Kalb hoch. Seine Kraft wuchs in dem Maße, wie das Tier wuchs. Der Umfang seiner Trainingsleistung nahm von Tag zu Tag nur ein wenig zu, weil das Rindvieh nur langsam schwerer wurde. Anfangs konnte er das Kalb mühelos tragen. Im ausgewachsenen Zustand trug der Athlet jedoch regelmäßig ein enormes Gewicht. Der Überlieferung nach trug er den Stier nach seinen Siegen im Triumphzug durch die Arena.

Die Art, wie der Kämpfer seine Trainingsreize setzte, kann aus heutiger Sicht als vorbildlich gelten. Er begann nicht sofort mit Riesengewichten. Milon steigerte sein Pensum um einen kleinen Prozentanteil. Zunächst lag das Gewicht, das er hob, unter seinen Fähigkeiten. Der Körper gewöhnt sich mit der Zeit an das, was er erreicht hat. Erst wenn die Übungen einfach zu bewältigen sind, helfen leichte Überforderungen, um besser zu werden.

Immer mal die Spannung testen senkt die Anspannung

Wie sitze ich eigentlich da? Wie fühlt sich das an? Wer im Büro, zu Hause oder unterwegs einen Moment innehält und sich selbst betrachtet, wird erstaunt sein, wie hoch der Muskeltonus ist. Ein kurzer Check quer durch den Körper schafft Gewissheit: Die Stirn? Verkniffen. Die Arme? Viel zu verkrampft. Die Schultern? Eingesunken und verspannt. Die Atmung? Flach. Der Bauch? Eingezogen. Und die Beine? Wie die Arme, viel zu viel Anspannung.

Es ist ein kurzer Akt der Entspannung und Selbsterkenntnis, seinen Körper von oben nach unten durchzugehen und dabei zu spüren, dass er viel zu angespannt ist. Dass es gar nicht nötig ist, seine Muskeln anzustrengen, als ob man gleich in den Kampf zieht. Locker lassen, locker machen. Das geht im Sitzen wie im Stehen, ganz schnell zwischendurch.

Ab in die Eistonne – Linderung nach starker Anstrengung

Jetzt lege ich mich erst mal drei Tage in die Eistonne. Per Mertesackers Empfehlung im Interview nach dem aufreibenden WM-Spiel 2014 gegen Algerien ist zum geflügelten Wort geworden. Nach starker Anstrengung empfiehlt es sich tatsächlich, zunächst die Muskeln abzukühlen. Mit einer kalten Dusche oder gar dem Bad in der Eistonne. Kleine Verletzungen der Muskelfasern, Dehnungen und auch Muskelkater werden auf diese Weise besser eingedämmt, zudem beugt die Kälte Entzündungen vor. Nach der kurzen Kältebehandlung ist das warme Erholungsbad ein umso größeres Labsal.

Die richtige Massage
zur richtigen Gelegenheit

Für jedes Bedürfnis gibt es die richtige Intensität einer Massage. Die medizinischen Folgen sind unterschiedlich, und das bezieht sich nicht nur auf die Reaktionen, die in den bearbeiteten Muskeln ausgelöst werden. Stärkerer Druck spricht eher das parasympathische Nervensystem an. Die Herzfrequenz sinkt, man ist entspannt und beruhigt, Unruhe und Stress weichen, und allenfalls die Verdauung gluckst zufrieden vor sich hin.

Wird mit weniger Druck massiert, verringert sich die Herzfrequenz hingegen nicht, und die Massage wirkt eher belebend und aktivierend. Massage tut auch Kindern gut. Sie wachsen schneller und entwickeln sich besser, wenn sie behutsam massiert werden. Aber auch hier ist der richtige Druck von Bedeutung. Mäßig starker Druck hat die positivsten Auswirkungen und hilft besser als leichter Druck.

Getrennte Betten – für Frauen erholsamer und gesünder

Die Geschlechter haben unterschiedliche Vorlieben, wenn es um die optimale Bettruhe geht. Frauen erholen sich nachts besser, wenn sie alleine schlafen. Offenbar sind die Ruhestörungen durch Männer lästig. Er schnarcht zu laut, muss früher aufstehen oder will später ins Bett, und knarzende Dielen wecken sie auf. Loki Schmidt war überzeugt, dass ihre Ehe mit Altkanzler Helmut Schmidt auch deswegen 62 Jahre gehalten hat, weil sich die beiden auf getrennte Betten geeinigt hatten.

Getrennte Betten – für Männer unruhiger und stressiger

Männer schlafen tiefer und fühlen sich geborgener, wenn sie sich der Gesellschaft ihrer Partnerin nachts sicher sein können. Dann pirschen sie seltener unruhig umher. Schließlich muss der Höhlenmensch in ihnen dann nicht ständig aufpassen, ob sie noch da ist.

So hält die Ehe: liegen bleiben – und wenig Sex

Lieber weniger als schlechter und lustloser Sex, lautet der Ratschlag für Langzeit-Paare. Das erhöht das Mindesthaltbarkeitsdatum der Beziehung. Das ist eine von mehreren irritierenden Nachrichten für Menschen, die eigentlich beides, Leidenschaft *und* Langfristigkeit von ihrer Partnerschaft erwarten und sich wundern, dass beides nicht geht.

Aufregenden Sex können Menschen in einer stabilen Langzeitbeziehung nicht mehr erwarten. Dazu kennt man sich nach vielen Jahren zu gut – und dann ist es schwer, den anderen ähnlich begehrenswert zu finden wie beim ersten Mal. Für Paare folgt daraus die betrübliche Nachricht: Dauerhafte Sicherheit in der Partnerschaft und häufiger, guter Sex schließen sich aus.

Im Sexualverhalten und in der Art, wie Beziehungen geführt werden, spiegeln sich frühe Bindungserfahrungen wider. So haben ängstliche, unsichere Frauen häufiger wechselnde Sexpartner. Sie müssen durch häufigen Sex immer wieder versichert bekommen, wie begehrenswert sie sind, was auch der Grund dafür ist, dass sie früher ihre ersten Erfahrungen mit Männern machen. Bei Männern ist das ähnlich – und eine feste Beziehung stabilisiert das nicht gerade. Menschen, die sich ihrer selbst sicher fühlen, neigen hingegen weniger zu Affären. Auch ihr erster Geschlechtsverkehr findet in fortgeschrittenem Alter statt: Diese Menschen wissen, wann und mit wem ihnen Intimität guttut. Sie müssen sich nicht ständig von anderen vergewissern lassen, dass sie toll, interessant und attraktiv sind. Das wissen sie schon selbst. Ihre Beziehungen halten länger – auch wenn Sex dann nur noch selten vorkommt.

237

Im Lot bleiben: Wer ständig vorbeugt, kann sich nie zurücklehnen

Gesundheit ist, wie Liebe und Glück, ein Zustand der Selbstvergessenheit. Wird er ständig hinterfragt, ist er weg. Entspannend ist das nicht. Die süße Sorge um das Selbst und ein unaufhaltsamer Vorsorgewahn führen dazu, dass Vorbeugung auch jene Lebensbereiche erfasst, die von der Medizin noch nicht vereinnahmt wurden. Dabei ist es gar nicht nötig, sich permanent um sein Wohlbefinden zu sorgen. Anders gesagt: Wer ständig vorbeugt, kann sich nie zurücklehnen.

Lohnende Pausen – dann lohnt sich auch die Anstrengung

Ausreichend Pausen und Erholung sind wichtig, egal ob es um die Vorbereitung auf ein Examen geht, den Arbeitsalltag oder ein Trainingsprogramm. Jeder Mensch kann nur eine begrenzte Zeit lernen, lesen und sich konzentrieren. Nach spätestens eineinhalb Stunden sollte die Arbeit unterbrochen werden. Auch wer sich Prüfungsstoff einprägen muss, verfügt nur über endliche Kapazitäten. Mehr als sechs Stunden am Tag zu lernen ist zwar möglich, aber bei den meisten Menschen fällt die Konzentration ab, und die Lernerei wird uneffektiv. Bei einigen Zeitgenossen sind sogar vier Stunden optimal, wenn sie diese Zeit aufmerksam und zielgerichtet nutzen. Mit der Aussage, acht oder zehn Stunden täglich zu lernen, kann man zwar Eindruck hinterlassen, sinnvoll ist das aber nicht.

Ähnliches gilt für Sport. Wenn Freizeitsportler jeden Tag trainieren, überfordern sie sich schnell selbst. Der Trainingseffekt ist größer und die Bewegung macht mehr Spaß, wenn zwischendurch lohnende Pausen von ein, zwei Tagen eingelegt werden, in denen sich der Körper erholen und neue Kräfte sammeln kann. Ist man noch ausgelaugt und erschöpft vom letzten Mal, sollte man seine Übungseinheiten überdenken und lieber noch einen Tag Pause einlegen.

Schluss mit der Pein im Kreuz

Die seelische Verfassung gibt mehr Aufschluss über die Anfälligkeit für Rückenprobleme als das Skelett. Wenn die Psyche angeknackst ist, knirschen auch die Knochen. Mittlerweile ist erwiesen, dass die Psyche einen wichtigen Einfluss auf die Last im Kreuz hat. Anfällig für Rückenschmerzen ist ein bestimmter Typus, weshalb Rückenschmerzen anhand von Persönlichkeitsprofilen vorhergesagt werden können. Wer gehemmt ist und Gefühle selten auslebt, ist besonders anfällig. Wer passiv ist und unzufrieden, dessen Schmerzrisiko ist gleich um das Siebenfache erhöht. Dazu passt, dass das Risiko für Rückenschmerzen um den Faktor sieben erhöht ist, wenn die Unzufriedenheit am Arbeitsplatz groß ist oder das Gefühl hinzukommt, gemobbt zu werden.

Rückenschmerzen sind der häufigste Grund für Krankschreibungen, Arbeitsausfälle und Frühberentungen. Etwa 70 Prozent der Menschen hierzulande klagen mindestens einmal im Jahr über Schmerzen im Kreuz. Doch bei sechs von sieben Patienten lässt sich keine Ursache finden. Und die, bei denen zufällig ein Schaden festgestellt wird – so ein weiteres Paradox –, haben häufig keine Beschwerden. Viele Schmerzgeplagte machen das Schlimmste, was sie tun können. Sie katastrophisieren und vermeiden ängstlich-passiv jede Aktivität, weil sie mit dauerhaften Schäden rechnen und panisch versuchen, Schmerzen abzuwehren. Sie treiben keinen Sport, ruhen sich lieber aus, statt aktiv zu sein. Alles, was mit Schmerzen in Verbindung gebracht wird, wird abgelehnt. Hilfreich wäre das Gegenteil: Aktivität und Bewegung – sowie die Zuversicht, dass es bald wieder bessergeht.

Herumlümmeln erlaubt

Eine streng-aufrechte Sitzhaltung ist aus orthopädischer Sicht nicht zu empfehlen. Was Lehrer und Eltern den ihnen anvertrauten Kindern über Jahrhunderte eingeschärft haben und mit allerlei rabiaten Hilfsmitteln wie einem Stock im Rücken erzwungen, ist aus medizinischer Sicht nicht die gesündeste Sitzposition. Sich im Stuhl zurückzulehnen, dabei den Rücken auch mal krumm zu machen und herumzulümmeln ist weitaus entspannender.

Die optimale Sitzhaltung in Schule wie Büro ist sowohl aus orthopädischen Gründen als auch zur Schmerzvermeidung das halb sitzende, halb liegende Herumlümmeln, auch wenn sie jeder besorgten Mutter den Ausruf: »Setz dich anständig hin«, entlocken würde. Zur Entspannung der Muskulatur wie der Bandscheiben ist es aber die medizinisch empfohlene Lage, um möglichst lange ohne Hexenschuss oder andere Pein im Kreuz den Büroalltag zu bewältigen.

Das Schlafzimmer ist nur für zwei Dinge mit S geeignet

Zu einer gesunden Schlafhygiene gehört es, das Schlafzimmer nicht mit Ablenkungen vollzustopfen. Das Schlafzimmer ist ein privater Rückzugsort, eine Wohlfühloase. Wer kurz vor dem Einschlafen noch am Smartphone herumtippt, sein Tablet bearbeitet oder Fernsehen schaut, ist womöglich so aufgeregt und in Gedanken, dass er nicht gut in den Schlaf findet. In der Nacht haben diese Geräte nichts im Schlafzimmer zu suchen. Der Fernseher gehört ins Wohnzimmer, in einen Nebenraum oder den Keller. Die Töne und das Blinken von Handys und Co. irritieren und lenken vom Schlaf ab. Manche Schlafexperten raten sogar von der beliebten Bettlektüre ab, weil sie zu aufregend sein und verhindern kann, dass man zur Ruhe kommt. Das Schlafzimmer ist für zwei Dinge geeignet, und beide fangen mit S an.

Die richtige Vorbereitung für guten Schlaf

Wer nicht gut einschläft, kann mit ein paar einfachen Tricks dafür sorgen, dass er besser in den Schlaf findet. Spätabends sollten zumindest Schlechtschläfer nichts mehr essen, erst recht kein Fünf-Gänge-Menü. Mahlzeiten gegen 19 Uhr, wie sie Florida-Rentner einhalten, sind für einen tiefen Schlaf am besten. Alkohol wirkt zwar beruhigend und in hoher Dosis sogar einschläfernd, doch trotzdem tut es nicht gut, vor dem Zubettgehen noch etwas zu trinken – abgesehen davon, dass man dann nachts eher rausmuss.

Sport ist gut und erschöpft den Körper, doch nach einer abendlichen Trainingsrunde, etwa einem Tennismatch zwischen 20 und 22 Uhr, braucht der Organismus zumeist zwei bis drei Stunden, bis er das Adrenalin-Hoch verarbeitet hat und wieder zur Ruhe kommt. Manche Menschen vertragen Kaffee nicht gut, oder das Koffein putscht sie dauerhaft auf. Dann gilt es, ab 16 Uhr keinen Kaffee mehr zu trinken.

Rituale helfen beim Einschlafen

Wer schlecht einschlafen kann, sollte es halten wie ein Kleinkind und feste Rituale befolgen. Was hat damals geholfen, als man selbst klein war – oder wie hat man es später mit den eigenen Kindern gemacht? Zähne putzen, das Licht dimmen, sich auf eine bestimmte Weise in die Decke kuscheln und dann noch ein Lied im Kopf haben oder eine Geschichte. Manche setzen sich auch vorher noch kurz auf das Sofa und greifen zu ihrem Lieblingsbuch. Egal was es ist, diese festen Gewohnheiten helfen dabei, runterzukommen und die eigene Aktivität auf den Schlafmodus zu dimmen.

Es hilft übrigens, auch am Wochenende seine Einschlafrituale und seinen Schlafrhythmus beizubehalten. Das ist erholsamer, als spät ins Bett zu gehen und dann ewig lange auszuschlafen. Bleibt der Rhythmus auch am Wochenende gleich, ist das die beste Voraussetzung, damit sich der Montagmorgen nicht wie ein Montagmorgen anfühlt.

Schlafen, wenn einem danach ist

Der Mensch ist das einzige Lebewesen, das sich freiwillig Schlaf entzieht. Gesund ist das nicht, aber es fällt vielen Menschen schwer, ihren Bedürfnissen nachzugeben und sich dann hinzulegen, wenn sie müde sind. Sofern es Beruf und Sozialleben erlauben, sollte man sich dann hinlegen, wenn einem danach ist. Ungesund ist das nicht, solange der Rhythmus nicht ständig wechselt. Wer regelmäßig um 21 Uhr ins Bett geht und dann auf seine sieben, acht Stunden Schlaf kommt, tut sich genauso viel Gutes wie derjenige, der immer um ein Uhr ins Bett geht und dann frühestens um acht Uhr aufsteht. Ungesund ist nur unregelmäßiger Schlaf.

Schlaf ist keine Krankheit

Auf dem Weg zu einem erholsamen Schlaf hilft vor allem Geduld und Gelassenheit. Wer ständig einem Schlafideal nacheifert, hat Chancen, besonders schlecht zu schlafen. Der eine schläft lieber spät ein, der andere früh. Manche wachen mittendrin auf, andere früh am Morgen. Auch ob man besser allein oder zu zweit schläft, kann die Wissenschaft nicht eindeutig beantworten.

Der Norm nach gehen die Menschen in Mitteleuropa um 23.04 Uhr ins Bett und wachen sieben Stunden und 14 Minuten später auf. Schlafratgeber empfehlen daher sieben bis acht Stunden Nachtruhe. Besonders der Schlaf vor Mitternacht gilt als kostbar. Dabei stimmt das nur eingeschränkt. Wer früh ins Bett geht, etwa um 21 oder 22 Uhr, erlebt die Phase des erholsamsten Schlafes vor Mitternacht, ein Abweichen vom Rhythmus führt zum bleiernen Gefühl am Morgen danach. Wer allerdings gewohnt ist, um ein Uhr ins Bett zu gehen, hat seine tiefste Schlafphase zwischen ein und drei Uhr in der Nacht. Und die ist genauso gesund wie die vor Mitternacht, wenn dies der Schlafrhythmus ist, auf den man sich eingestellt hat. Ungesund sind nur häufige Wechsel, wie sie Schichtarbeiter erdulden müssen.

Die biologische Mitternacht ist erst um drei Uhr nachts, wer davor eine Mütze Schlaf bekommt und dann genügend lange schläft, macht nicht viel falsch.

Gesund im Schlaf

Womöglich bietet ein geruhsamer und ausreichender Schlaf Hoffnung für Menschen, die Probleme mit ihrer Figur haben. Gesunde essen, wenn sie weniger geschlafen haben, mehr als sonst. Zudem hilft ausreichend Schlaf und weniger Stress effektiv beim Abnehmen. Auch hier sind es vermutlich aus der Balance geratene Konzentrationen der Hormone, die den Appetit anregen und die Energiezufuhr steigern, wenn der Schlaf gestört ist. Während belegt ist, dass zu wenig Schlaf dick machen kann, spricht wenig dafür, dass sich Fettleibige mit ausreichend Schlaf eine Diät sparen könnten. Schlank im Schlaf? Träum weiter!

Für genug Schlaf in der Nacht gibt es gute Gründe. Zu wenig Schlaf macht alt und ruiniert die Gesundheit. Denn im Schlaf leistet der Körper zahlreiche Aufbau- und Reparaturarbeiten an Zellen und Organen. Im Tiefschlaf werden Wachstumshormone ausgeschüttet, die bei Kindern das Längenwachstum anregen. Das Immunsystem rüstet sich im Schlaf für Abwehraufgaben. So steigt während der Nachtruhe die Konzentration von Interleukinen – körpereigenen Botenstoffen, die bei Entzündungen produziert werden. Und Schlaf ist notwendig, um Gedächtnisinhalte zu speichern.

Zu wenig Schlaf führt aber nicht nur zu Erinnerungslücken, sondern auch zur Umstellung des Stoffwechsels: Die Zuckerverwertung ist beeinträchtigt. Menschen mit chronischem Schlafmangel bekommen häufiger Diabetes. Sie neigen zu Übergewicht, Bluthochdruck, vermehrter Cortisol-Produktion und Herzleiden.

Ausreichend Schlaf beugt
Erkältungen am besten vor

Menschen, die wenig schlafen, erkälten sich öfter. Wer zu wenig schläft, tut sich nichts Gutes. Die Müdigkeit und das schlappe Gefühl am nächsten Tag kennt zwar jeder, aber die gesundheitlichen Folgen sind weitaus gravierender, als es die Unpässlichkeit vermuten lässt. Menschen, die regelmäßig weniger als sechs Stunden pro Tag schlafen, erkälten sich 4,2-mal häufiger als jene, die auf mehr als sieben Stunden Nachtruhe kommen. Bei Erwachsenen mit weniger als fünf Stunden Schlaf kommen Erkältungen noch häufiger vor.

Die richtige Schlafdauer schützt Herz und Kreislauf

Optimal sind wahrscheinlich sechs bis acht Stunden. Weniger Schlaf nagt am Immunsystem und erhöht die Neigung zu Übergewicht. Eine zu lange Ruhephase in der Horizontalen ist aber auch nicht gut für die Blutgefäße. Wer mehr als acht Stunden schläft, erleidet häufiger einen Schlaganfall.

Zu wenig Schlaf tut nicht gut. Wer seinem Körper chronisch nicht genug Ruhe gönnt, nimmt leichter zu, wird eher krank und hat ein schlechteres Gedächtnis. Aber auch zu viel Schlaf geht mit Risiken einher. Wer mehr als acht Stunden schläft – das sind 10 Prozent der Bevölkerung –, hat ein um 46 Prozent erhöhtes Risiko für einen Schlaganfall. Kurzschläfer mit weniger als sechs Stunden Ruhe erleiden ebenfalls häufiger einen Schlaganfall.

Womöglich ist die lange Ruhephase nicht optimal für die Blutgefäße. Forscher haben beobachtet, dass bei Langschläfern Entzündungsstoffe im Blut erhöht sind und Herz-Kreislauf-Leiden wie verdickte Halsarterien, Vorhofflimmern und Bluthochdruck häufiger vorkommen. Also gilt: wenn möglich nicht länger als acht Stunden schlafen.

Kurzer Mittagsschlaf ist am erholsamsten

Der Mittagsschlaf ist dann besonders erholsam, wenn man ihn auf 20, 25 Minuten begrenzt. Der Körper regeneriert dann kurz, und man ist wach und aktiv danach. Nach ungefähr einer halben Stunde beginnt der Tiefschlaf, und aus dem fällt das Erwachen deutlich schwerer. Wer mittags jemals in diese bleierne Phase geraten ist, weiß, dass die Schlaftrunkenheit danach mindestens so lange andauert wie der Schlaf zuvor. Zu einer Stunde Schlaf kommt dann eine Stunde Wachwerden. Und richtig erholt fühlt man sich hinterher dennoch nicht.

Idealgewicht – nicht nachdenken, wie man aussieht, sondern wie man sich fühlt

Es fällt schwer angesichts von Modediktaten und Vorurteilen: Aber es lohnt sich, nicht so viel darüber nachzudenken, wie man aussieht, sondern darüber, wie man sich fühlt. Sich vital und lebenslustig zu fühlen, gesund und voller Energie, ist großartig – und nicht davon abhängig, wie hoch das Gewicht ist. Der Begriff Wohlfühlgewicht bezeichnet diesen Zustand ganz gut. Man fühlt sich zum Bäumeausreißen, obwohl die Waage nicht das vermeintliche Idealgewicht anzeigt. Diesem falschen Ideal nachzueifern kann außerdem schädlich sein, denn es gibt viele ungesunde Methoden, abzunehmen. Nötig ist es nicht, wenn man sich leistungsfähig, munter und gut fühlt.

Welches Gewicht gesund ist

Menschen, die nach der WHO-Definition Überge-wicht haben, leben am längsten. Die Sterblichkeit in jüngeren Jahren ist bei Untergewicht und starker Fettlei-bigkeit erhöht. Unter den Übergewichtigen gibt es hinge-gen deutlich weniger vorzeitige Todesfälle als unter Nor-malgewichtigen. Mollige erholen sich schneller von Operationen und sind weniger anfällig für Infektionen. Bei manchen Krankheiten ist ihre Prognose besser. Ver-mutlich, weil sie Reserven haben und noch etwas zusetzen können.

Falsche Schlankheitsideale fordern hingegen mehr Op-fer als ein paar Fettringe: Von den 13- bis 17-Jährigen in Deutschland sind 7 Prozent untergewichtig oder stark un-tergewichtig. 100 000 Frauen leiden in Deutschland an Ma-gersucht, etwa 15 Prozent von ihnen sterben daran. Die Zahl der Bulimiker liegt bei fast 700 000. Wenn trotzdem nur die Dicken im Mittelpunkt stehen, gibt es dafür keine medizinischen Gründe.

Fitte Dicke sind gesünder als schlappe Schlanke

Das Gewicht allein sagt wenig über den Gesundheitszustand aus. Fitte Dicke sind gesünder als schlappe Schlanke. Denn auch Körperbau und Trainingszustand spielen eine Rolle. Dicke, die aktiv sind, bringen eine Menge Kraft und Kondition auf, um ihren Körper immer wieder in Bewegung zu bringen. Das kann so fordernd sein, dass sie mehr Ausdauer haben als untrainierte Schlanke, die kaum aus dem Quark kommen.

Wo das Fett sitzt

Die Verteilung des Fettgewebes beeinflusst das Risiko für Herz und Kreislauf. Dick ist nicht gleich dick. Gefährlich sind die oben angelagerten Polster um Bauch und Taille. Tief liegender Hüftspeck sowie Depots an Po, Schenkeln oder Oberkörper mögen zwar nicht schön anzuschauen sein. Schädlich für die Gesundheit sind sie aber kaum. Dass Fett unterschiedlich gefährlich ist, erklären Forscher durch dessen variable biologische Aktivität. Rund um die Taille ist es offenbar ständig im Umbau und gibt regelmäßig entzündungsfördernde Eiweißstoffe ab, die Verkalkungen in den Blutgefäßen begünstigen und andere Krankheiten fördern. Das Fett an Po und Oberschenkeln ist hingegen stoffwechselträge und daher harmlos.

Warum immer wieder abzunehmen ungesund ist

Populäre Diäten führen nicht zu dauerhaftem Gewichtsverlust. Egal ob Atkins, South Beach, die Zone-Diät, Programme der Weight Watchers oder eine der anderen 979 Methoden, die angeboten werden: Kein kommerzielles Verfahren führt dauerhaft zum Ziel. Zwar nehmen Teilnehmer zwischen einem und sechs Kilogramm im ersten Jahr ab, doch spätestens nach zwei Jahren haben Diätwillige ihr ursprüngliches Gewicht wieder drauf. Manche legen an Bauch und Hüften sogar mehr zu, als sie vorher hatten.

Wissenschaftler wissen, dass der Jo-Jo-Effekt nicht nur ernüchternd für Diät-Willige ist, sondern auch ungesund. Versucht beispielsweise ein 1,80 Meter großer und 100 Kilogramm schwerer Mann immer wieder abzunehmen und reduziert sein Gewicht auf 86 Kilo, legt dann wieder auf 102 zu und vollführt diese Achterbahnschwankung mehrmals, so ist das belastender für Herz, Kreislauf und Stoffwechsel, als wenn er seine ursprünglichen 100 Kilogramm gehalten hätte.

Kurze Zwischenfrage: Würde es eine, nur eine einzige Diät geben, die tatsächlich wirkt – dann kämen nicht jedes Jahr Dutzende neue auf den Markt, oder? Dauerhafte Gewichtsreduktion ist nur mit einer langfristigen Umstellung der Gewohnheiten zu erreichen. Dazu gehört, weniger aufzunehmen, als zu verbrauchen, sei es durch weniger essen oder mehr Bewegung – am besten beides und am besten auf Dauer.

Warum eine schlanke Figur so erstrebenswert erscheint

In einer Gesellschaft, in der theoretisch jeder genug zu essen hat, zeugt es von Disziplin, Eigenverantwortung und Leistungswillen, dauerhaft schlank zu bleiben. Ein wohlgeformter Bauch ist kein Zeichen für Wohlstand mehr, sondern ein sozialer Makel. Dicke werden als ungesund und unterprivilegiert ausgegrenzt.

Das zeigt sich bei einem fiktiven Personalgespräch: Haben zwei Bewerber die gleichen Zeugnisse und Qualifikationen, wird wahrscheinlich derjenige eingestellt, der rank und schlank ist und als Hobby Triathlon angibt – und nicht der stark übergewichtige Kollege, dessen Hobby Fernsehserien sind.

Tabellen anlegen hilft, das Gewicht zu halten

Allein sein Gewicht täglich aufzuschreiben und in ein Kurvendiagramm einzutragen führt zu einer Gewichtsabnahme. Man achtet darauf, notiert die Veränderung, und allein dieses Gefühl der Kontrolle scheint dem Körper bereits ein paar überflüssige Pfunde zu entreißen.

Gute Figur füreinander machen

Es ist hilfreich, gute Figur füreinander zu machen und so zu zeigen, dass man für den anderen attraktiv bleiben möchte und sich nicht gehenlässt. Diese Vorgabe halten aber nur wenige Paare ein. Das Gewicht von Männern und Frauen macht unterschiedliche Phasen durch. Zwar sind Verheiratete zu Beginn ihrer Ehe dünner als Singles – ihr schlankes Äußeres war ihnen dabei behilflich, einen Partner zu finden –, aber dieser Effekt verpufft schnell. Mit der Zeit nehmen Verheiratete an Gewicht zu, weil sie sich gegenseitig besser versorgen als Alleinstehende. Praktisch bedeutet dies, dass die Gewichtsverteilung unsymmetrischen Gesetzmäßigkeiten folgt: Sie kocht und sorgt für ihn, nimmt durch Arbeit und Stress womöglich aber eher ab als zu. Er weiß sich hingegen gut versorgt und wird immer runder.

Die gesellschaftliche Rolle des Sich-Versorgens scheint – was das Gewicht angeht – sich also nur bei Männern in zusätzlichen Pfunden niederzuschlagen. Bei Frauen ist allenfalls in den wenigen Monaten nach der Hochzeit eine leichte Gewichtszunahme festzustellen. Vielleicht können sie dann kurz entspannen. Zudem haben sie nicht mehr das Gefühl, sich runterhungern zu müssen, um attraktiv zu sein.

Richtig schlank werden Männer im Verlauf ihrer Ehe selten. Es ist offenbar bequem, versorgt zu werden. Eine Gewichtsabnahme gelingt Männern in größerem Umfang erst wieder, wenn sich einschneidende Veränderungen ergeben. Das heißt: Die Beziehung ist am Ende, und sie lassen sich scheiden.

Bauchgefühl – wer glaubt, etwas für seine Gesundheit zu tun, ist gesünder

Bionade – wie gesund. Im Ökoladen einkaufen – wie vernünftig. Nachhaltige Produkte auswählen – das Beste überhaupt. Es ist zwar fraglich, ob eine Bio-Limonade aus Unterfranken und andere Ernährungsmoden einen gesundheitlichen Vorteil bieten. Macht nichts, allein das beruhigte Gewissen und die Überzeugung, mit der richtigen Gesinnung etwas für den Weltfrieden, gegen globale Agrarmultis und für sein Immunsystem zu tun, setzen ungeahnte Placeboeffekte frei. Eine Placebowirkung kann Beschwerden um bis zu 30 Prozent lindern – oder das Wohlbefinden um bis zu 30 Prozent steigern. Ergebnis: Wer glaubt, dass er etwas für seine Gesundheit tut, fühlt sich auch besser. Wer glaubt, dass er gesund isst, ist auch gesünder.

Passt schon:
seinen Instinkten vertrauen

Das Erlebte, die Alltagswirklichkeit muss stimmig sein und passen. Passt die Lebenswirklichkeit nicht, fühlt sich der Mensch krank, auch wenn seine Gerinnungsstoffe, Röntgenbilder, die Blutwerte, das Immunsystem oder andere körperliche Voraussetzungen in Ordnung zu sein scheinen. Krankheit kann man als »Passungsstörung« verstehen – irgendetwas stimmt nicht, das eigene Erleben passt nicht mehr. Jede Art von Schmerz, jedes Wohlgefühl und auch jeder medizinische Eingriff – ob zur Diagnostik oder als Therapie – hat eine je eigene Bedeutung für den Einzelnen. Diese Erlebnisse berühren nicht nur den Körper, sondern auch die Seele. Und der Zustand der Seele berührt und beeinflusst die Zellen, Organe, Botenstoffe und vielfältigen anderen Funktionskreise des Körpers. Fühlt sich etwas gut an, sollte man seiner Wahrnehmung vertrauen. Im gegensätzlichen Fall ist es hilfreich, dem Unbehagen auf die Spur zu kommen, bis alles wieder passend ist.

Partner ahnen früh,
ob die Beziehung hält

Liebe geht vielleicht durch den Magen, aber sicher durch den Bauch. Partner spüren nämlich schon früh, wie es um ihre Ehe steht. Den meisten frisch vermählten Paaren fehlt allerdings diese Weitsicht. Sie sehen in den ersten Wochen nach der Hochzeit den Partner und den Rest der Welt in Rosarot getaucht – und wundern sich ein paar Jahre später, dass sie nur noch zusammenhängen wie zwei ineinander verbissene Hunde.

Würden frisch Vermählte besser auf ihr Bauchgefühl hören, wüssten sie, welchen Verlauf ihre Ehe nehmen wird, und würden sie nicht so falsch einschätzen. Demnach spüren beide Partner bereits früh, wie es um ihre Beziehung bestellt ist. Da jeder eine glückliche Ehe will, gelingt es am Anfang sehr gut, sich einzureden, dass alles gut ist. Das Bauchgefühl lässt sich hingegen vom Wunschdenken nicht überlisten.

Wer unbewusst eine negative Haltung gegenüber dem Partner hat, steht tatsächlich bald vor der Trennung. Wenn einem der Bauch sagt, dass es ein Problem gibt, sollte man dem wohl besser nachgehen.

Bauchschmeichler – warum Wärme wohltut

Es muss nicht immer die Wärmflasche sein. Eine warme Hand auf dem Bauch tut es auch. Bei Bauchgrimmen und anderen Beschwernissen hilft Wärme gleich doppelt. Einerseits führt sie zu einem kuschelig-angenehmen Gefühl, das für sich schon Linderung bringt. Andererseits sind Hautzonen (die sogenannten Head-Zonen) über empfindsame Nervenbahnen mit den Organen im Körperinnern verbunden. Wird die Haut auf angenehme Weise berührt, strahlt das auch unmittelbar auf Leber, Nieren, Magen und Darm aus.

Schmerzen selbst wegstreicheln

Mit Phantasie kann man Bauchweh selbst lindern. An entspannende Bilder zu denken ist angenehm. Wer sich vorstellt, auf einer Wolke zu schweben oder ein warmes Objekt in der Hand zu schmelzen, das man sich auf den Bauch legt, kann Schmerzen und andere Störungen verringern.

Bis zu 20 Prozent aller Kinder tut regelmäßig der Bauch weh, ohne dass sich eine Ursache finden lässt. Kinder merken oft zu Beginn ihres Unwohlseins in der Magengegend, dass es ihnen nicht gutgeht. Angst, Aufregung und Ärger spüren Kinder wie Erwachsene häufig im Bauch. Der Leib tut weh, wenn sie nicht zur Schule wollen, sich gehänselt fühlen oder andere Sorgen haben. Entspannungsübungen wie Autogenes Training bedienen sich ähnlicher Techniken. Mit Sätzen wie »Mein Bauch wird warm und weich« werden Gefühle und Gedanken auf den Bauch gelenkt, und bald stellt sich ein angenehmes Empfinden ein, das von einem wohlig-entspannten Glucksen begleitet wird.

Um Einbildung handelt es sich nicht. Die Hand auf dem Bauch oder eine Wärmflasche tragen – ebenso wie die Vorstellung, dass der Bauch warm wird – dazu bei, dass Nerven für innere Organe aktiviert werden und positive Signale vermitteln. Auf Rückenmarksebene sind nicht nur die Nervenbahnen verschaltet, mit denen für ein Organ die Bewegung gesteuert und die Berührung wahrgenommen wird. Vom Rückenmarkssegment gehen auch Hautnerven ab, die in Wechselwirkung mit anderen Neuronen stehen. So kommt es zu Missempfindungen auf der Haut, wenn ein Organ krank ist. Umgekehrt wirken sich Berührungen der Haut positiv auf den Zustand der Organe aus.

Schlanke Linie – das Wohlfühlgewicht halten

Wer sich gut fühlt, sich einigermaßen regelmäßig bewegt und zufrieden mit sich ist, hat keinen Grund, etwas an seinem Gewicht zu ändern. Keinen.

Ein bisschen rund ist gesund

Menschen mit leichtem bis mittlerem Übergewicht leben länger und werden seltener krank als dürre Zeitgenossen. Ein bisschen rund ist gesund. Leichtes Übergewicht ist aus medizinischer Sicht sogar ideal. Daher sollte man es in Idealgewicht umbenennen oder den irritierenden Begriff endlich streichen.

Doch trotz fehlender Beweise werden Gefahren durch erhöhtes Gewicht immer wieder beschworen. Eine gigantische Diät- und Lebensmittelindustrie lebt davon, Menschen ein schlechtes Gewissen und Gesundheitsgefahren einzureden. Dabei ist die Sterblichkeit eher bei Untergewicht und starker Fettleibigkeit erhöht. Unter leicht bis mäßig Übergewichtigen gibt es sogar weniger vorzeitige Todesfälle als unter Normalgewichtigen. Mollige erholen sich schneller von Operationen und sind wenig anfällig für Infektionen.

Wertvolles Hüftgold

Ein gemütliches kleines Bäuchlein ist gesund. Wer seine »Love handles« pflegt, wie das Hüftgold charmant auf Englisch genannt wird, kann auch weiterhin herzhaft zubeißen. Umfangreiche Studien haben gezeigt, dass Menschen mit leichtem bis mittlerem Übergewicht länger leben und seltener krank werden als dürre Zeitgenossen. Demnach sterben Menschen mit einem Body-Mass-Index (BMI) von 25 bis 29,9 – diese Spanne gilt bereits als Übergewicht – keineswegs früher. Im mittleren Alter ist ein BMI um 27 mit der geringsten Sterblichkeit verbunden. Im Alter über 70 Jahren geht ein BMI zwischen 27 und 35 mit der geringsten Sterblichkeit einher.

Schlank bleiben leicht gemacht

Regelmäßige Mahlzeiten mit der Familie, ausreichend Schlaf zu festen Zeiten und begrenzter Fernsehkonsum schützen Kinder und Jugendliche vor Übergewicht.

Sich mit kleinen Tellern selbst überlisten

Wer kleine Teller benutzt, isst nicht so viel. Wir betrügen uns selbst damit, weil kleinere Teller den Eindruck vermitteln, dass sie ziemlich voll sind, und wir daher den Eindruck haben, mehr zu essen. Große Teller mögen zwar eleganter aussehen, doch sie lassen jedes Essen schmal und mickrig wirken – und verlangen nach mehr. Bis zu 500 Kilokalorien pro Woche werden weniger gegessen, wenn Menschen kleinere Teller benutzen. Und das funktioniert ohne jede Diät.

Blaues Geschirr bremst den Appetit

Wenn die Teller nicht nur klein sind, sondern auch blau, essen wir noch weniger. Blau gilt als die Farbe, die am zuverlässigsten den Appetit unterdrückt. Vielleicht liegt das daran, weil es kaum blaue Lebensmittel gibt und die Farbe als unnatürlich und nicht bekömmlich gilt, wenn sie auf dem Teller landet. Ist der Teller ebenfalls blau, ist der Hunger offenbar auch kleiner, obwohl es sehr schöne Geschirrkombinationen in tiefdunklem Blau gibt.

Für eine schlanke Taille: Gewürze statt Saucen

Wer abnehmen möchte und gerne kocht, sollte lieber Gewürze statt Saucen bei der Zubereitung verwenden. Saucen enthalten oft viele Kalorien, Sahne und sind sehr fett. Gewürze hingegen enthalten so gut wie keine Kalorien. Zudem kurbeln besonders scharfe Gewürze den Stoffwechsel an und tragen auf diese Weise dazu bei, dass mehr Energie verbraucht wird.

Langsam essen hilft
beim Abnehmen

Wer gründlich kaut und langsam isst, nimmt zumeist nicht so viel zu sich. Das liegt daran, dass während eines geruhsamen Essens mehr Zeit vergeht und deswegen das Sättigungsgefühl einsetzen kann, während man noch mit der Mahlzeit beschäftigt ist. Wird hingegen alles schnell und gierig hinuntergeschlungen, ist der Bauch bereits übervoll, bevor der Körper signalisieren kann, dass es auch schon vor der letzten Portion genug war und man eigentlich zu viel gegessen hat. Angeregt wird langsameres Essen durch scharfe Speisen sowie durch Gerichte, die besonders heiß serviert werden und es auch lange bleiben, etwa in Auflaufformen.

Diäten helfen nicht, nur langfristige Umstellung nützt

Es gibt keine Diät, die hält, was sie verspricht. Außerdem leben nicht Menschen mit vermeintlichem Idealgewicht am längsten und gesündesten, sondern jene mit leichtem Übergewicht. Mehr muss man dazu eigentlich nicht sagen.

Wer trotzdem abnehmen will, kommt um die Erkenntnis nicht herum, dass nur zwei Methoden das Gewicht reduzieren: weniger essen oder mehr Energie verbrauchen. Es ist die Friss-die-Hälfte-Regel oder die Empfehlung, nur so viel zu essen, bis man sich zu 80 Prozent satt fühlt. Alle anderen Diäten und Schlankheitskuren haben sich als unseriös oder unpraktikabel erwiesen, einige sogar als gefährlich. Manche Diäten setzen nur auf Fleisch, andere auf Grünzeug. Ob Low Fat, Low Protein oder Low Carb – alle Extreme sind ungesund.

Der Jo-Jo-Effekt ist ungesund

Wenn übergewichtige Menschen abnehmen wollen, verbessern sie damit nicht zwangsläufig ihre Gesundheit. Allein der Versuch, immer wieder abzunehmen und dabei seinem Körper große Gewichtsschwankungen zuzumuten, kann auf Dauer ungesünder sein, als wenn Übergewichtige ihr Gewicht halten oder sogar noch zulegen.

Komplettes Fasten ist ungesund

Wird vollständig auf Nahrung verzichtet, kann das gefährlich werden: Beim Fasten sind die Nieren stärker belastet; Nierensteine bilden sich schneller. Es kommt leichter zu Herzrhythmusstörungen. Fasten kann zudem Schwindel und Gichtanfälle auslösen. Unterzuckerungen sind häufiger, die sich als Zittern, Schwitzen oder Unruhe zeigen. Muskelkrämpfe, Sehstörungen und ein Hexenschuss sind bei komplettem Nahrungsentzug ebenfalls häufiger. Fasten ist zudem nicht geeignet, um abzunehmen. Es stimuliert den Jo-Jo-Effekt. Die starke Gegenregulation des Körpers führt dazu, dass die Kilos schneller wieder drauf sind.

Wer fastet, riecht aus dem Mund

Fastenfreunde haben Mundgeruch. Das lässt sich nicht vermeiden, weil der Stoffwechsel bei komplettem Nahrungsentzug umgestellt wird. Man muss das schon wollen: Komplettes Fasten bietet keine gesundheitlichen Vorteile, zudem wird man noch zu einer Belastungsprobe für seine Mitmenschen.

Essen, wann man Lust hat

Es ist völlig egal, wann am Tag Kalorien aufgenommen werden. Entscheidend ist die Gesamtmenge. Es gibt keine Tages- oder Nachtzeit, zu der Essen besonders ansetzt. Abends aufs Essen zu verzichten (»Dinner cancelling«) bringt nicht etwas, weil am Abend keine Nahrung zugeführt wird, sondern nur wenn die tägliche Energiezufuhr dadurch insgesamt reduziert wird. Man kann genauso gut das Mittagessen weglassen. Sinnvoller wäre es allerdings, die Menge aller Mahlzeiten zu reduzieren, wenn man abnehmen möchte. Dass die abendliche Askese nichts bringt außer sozialen Spannungen mit den Liebsten, zeigt das Essverhalten in den Mittelmeerländern. Die Menschen in Italien, Spanien und Frankreich essen abends besonders viel und frühstücken kaum. Dennoch sind sie im Durchschnitt schlanker als die Deutschen.

Bauch

Beim Abnehmen
nimmt man erst mal zu

Abzunehmen gelingt nur mit einer dauerhaften Umstellung des Alltags, bei der weniger Kalorien aufgenommen oder mehr verbraucht werden. Am besten schafft man dies, wenn mit der sparsameren Ernährung auch mehr Bewegung in den Tagesablauf gebracht wird. Allerdings stellt sich dann ein paradoxer Effekt ein: Wer nach langer Pause mit Sport beginnt, wird zunächst etwas Gewicht zulegen. Das gilt auch für Ausdauersportarten, weil die Masse der Muskulatur zunimmt, auch wenn Fett abgeschmolzen wird. Muskeln sind jedoch schwerer als Fett. Also nicht wundern: Beim Rudern, Schwimmen oder Radfahren steigt das Gewicht kurzfristig an – sogar beim Laufen.

Hunger verdirbt
die Laune

Ob Verdauung, Muskeln, Fett oder Gehirn: Alle Organe sind darauf ausgerichtet, dass Essen Lust bereitet und Abnehmen zur freudlosen Tortur wird. Nervenbahnen im Gehirn tragen dazu bei, dass sich Hunger peinigend anfühlt, während jeder Snack zur Versuchung wird. Hungersensitive Zellen stimulieren Hirnzentren, die auch bei Ärger und Unzufriedenheit eine Rolle spielen. Man fühlt sich mies, wenn man Hunger hat. Die Signale sind so widerwärtig, dass man sie nur schwer ignorieren kann.

Kaum einer schafft es zur Freibadsaison mit rankem Becken am Beckenrand zu stehen. Nur 5 Prozent der Menschen in Deutschland verfügen über die Silhouette, die als Idealfigur angepriesen wird. Es liegt aber nicht an Willensschwäche, wenn die Körperfülle nicht schrumpft. Homo sapiens ist nicht dafür gemacht, Gewicht zu verlieren.

Für jeden Organismus ist es zunächst entscheidend, nicht zu verhungern. Über Jahrtausende hat der menschliche Körper Mechanismen perfektioniert, um Nahrung in idealer Weise aufzunehmen. Ist Nahrung in Sicht, steigt die Vorfreude. Nervenbahnen, die diese Impulse vermitteln, sind Teil eines uralten Motivationssystems, das Menschen dazu bringen soll, ihre Grundbedürfnisse zu befriedigen. Dazu gehört, sich auf Nahrungssuche zu begeben, weil man die lästigen Neuronen abschalten will.

An Phasen des Mangels über Jahrtausende gewöhnt, tut der Körper in Zeiten des Überflusses nichts, um schlank zu bleiben. Im Gegenteil: Das Hirn aktiviert Belohnungssysteme, sobald Essen in Sicht ist, und macht aus jedem, dem der Magen knurrt, garstige Zeitgenossen. Die Leber optimiert Stoffwechselwege, um möglichst viel aus den Nährstoffen herauszuholen – und das Fettgewebe weiß seine Depots effizient zu füllen, auch wenn kein Fünf-Gänge-Menü auf dem Tisch steht.

Dass Diäten keinen Spaß machen und man deswegen nicht streng zu sich sein sollte, wenn es wieder nicht geklappt hat, liegt auf der Hand. Doch obwohl alles dagegen spricht, kasteien sich die Menschen und machen sich Vorwürfe, wenn die Pfunde nicht purzeln – oder wieder draufkommen. Die ausgeklügelten Mechanismen unseres Organismus zeigen, warum Abnehmen so schwerfällt.

Wohlbefinden finden: Bedürfnisse erkennen statt diffus Befriedigung suchen

Jeder muss für sich herausfinden und ausprobieren, was ihm hilft. Es gibt kein allgemeingültiges Prinzip, nach dem man sich besser fühlt, gesünder und glücklicher wird. Deshalb ist es notwendig, auf sich zu hören, um zu spüren, was Körper und Seele gerade brauchen. Nicht jeder weiß, was ihm guttut. Noch weniger Menschen wissen, was sie tun müssen, um sich besser zu fühlen.

Viele Menschen können nicht auf hilfreiche Mechanismen zurückgreifen, wenn sie unzufrieden sind. Haben sie Stress, stopfen sie beispielsweise Pizza in sich hinein. In der Gier nach Bedürfnisbefriedigung wird reingeschaufelt, was man kriegen kann. Nichts gegen Pizza. Bloß welches Bedürfnis wird befriedigt? Der Mensch spürt: Ich bin bedürftig – aber er erkennt nicht, wonach. Womöglich ist das Bedürfnis Ruhe, Ablenkung, ein Gespräch, vielleicht ein Spaziergang. Viele Menschen spüren in Momenten der Überlastung nicht, was ihnen guttun würde. Deswegen essen sie, obwohl sie lieber eine Joggingrunde drehen oder einfach Spaß haben würden. Das diffuse Signal »Ich brauche« wird fehlgedeutet – der Körper bekommt zwar etwas, doch das eigentliche Bedürfnis wird nicht befriedigt. Deshalb ist der Mensch auch nicht zufriedener, sondern weiterhin darauf aus, Befriedigung zu erlangen.

Wer etwas für sich tun will, sollte daher zunächst erkennen, wie es ihm gerade geht und was ihn belastet. Anschließend kommt es darauf an, die eigentlichen Bedürfnisse zu erkennen und zu befriedigen. Hat man sich gut um sich selbst gekümmert, merkt man, wie wohltuend das ist.

273

Ran an den Speck! Höchstmengen für Fett sind unsinnig

Gemüse, Obst, Nüsse, Fische und Vollkorn sind gut, aber niemand muss aus gesundheitlichen Gründen auf Wurst und Fleisch verzichten. Die Mitte ist das Maß. Und das bedeutet zu essen, was schmeckt und abwechslungsreich ist. Jede einseitige Ernährung ist unsinnig. Wird ein Bestandteil der Nahrung reduziert, hilft das nichts, egal ob es sich um Low Fat, Low Carb oder Low Protein handelt.

In der Wissenschaft setzt sich diese Erkenntnis immer mehr durch. Erstmals seit 35 Jahren empfiehlt die US-Regierung in ihren Leitlinien zur gesunden Ernährung keine Obergrenze für das mit der Nahrung aufgenommene Fett. Aus medizinischer Sicht gibt es keinen Grund, Steaks, Wurst, Käse und Milchprodukte madig zu machen. Die Forschung zeigt, dass sich gesunde Fette wie in Nüssen, pflanzlichen Ölen und Fisch günstig auswirken, besonders auf Herz und Kreislauf. Andere fetthaltige Produkte wie Vollmilch und Käse sind gesundheitlich neutral, das heißt, sie schaden nicht. Ungesund sind Produkte mit reduziertem Fettgehalt wie Low-Fat-Fleisch, fettfreie Dressings und Chips. Seit Beginn der Low-Fat-Mode Ende der 1970er Jahre wurden die Menschen nicht gesünder, sondern kränker und Zivilisationsleiden wie Infarkt, Schlaganfall, Diabetes und Übergewicht häufiger. Als US-Richtlinien 1980 erstmals fettarme Ernährung empfahlen, wechselten die Leute von gesunder Vollfett-Nahrung zu ungesunden Low-Fat-Produkten, die mehrfach bearbeitet und mit Zusatzstoffen versehen waren. Dabei belasten gerade diese verarbeiteten Lebensmittel mit Zuckerzusätzen den Stoffwechsel und machen dick.

Wenn sie schwanger ist, muss er nicht auch noch zulegen

Männer müssen auf ihr Gewicht achten, wenn ihre Partnerin schwanger wird. Es ist vermutlich ein falsch verstandener Akt der Solidarität mit der Liebsten, denn sobald sich ihr Bäuchlein rundet, legt auch er zu. Während ihr Mittelpunkt sich nach vorne wölbt, geht er in die Breite. Nach neun Monaten droht das dicke Ende: Sie verliert die zusätzlichen Kilos. Er bleibt hingegen der runde Vater, zu dem er sich während ihrer Schwangerschaft gemausert hat. Während die meisten werdenden Mütter wissen, dass sie nicht »für zwei« zu essen brauchen, muss er die veraltete Empfehlung falsch verstanden haben.

Männer, die zum ersten Mal Vater werden, verändern sich vom Adonis zum Moppelchen und nehmen um durchschnittlich 4,4 Pfund zu. Männer, die ebenfalls Vater werden, aber nicht mit ihren Kindern zusammenleben, legen hingegen nur um 3,3 Pfund zu. Ganz anders der Verlauf bei gleichaltrigen Männern, die keinen Nachwuchs bekommen – sie verlieren im selben Alter 1,4 Pfund Gewicht.

Auch wenn die paar Pfunde nicht viel zu sein scheinen, machen sie einiges aus. Schließlich nehmen Erwachsene mit dem Alter nach und nach zu. Ähnlich den Jahresringen bei Bäumen lagern sich bei Menschen jährlich Pölsterchen an den Hüften an. Je mehr Gewicht die Väter zulegen und je höher ihr Body-Mass-Index, desto größer das Risiko für Herzleiden und Diabetes. Wer Kinder hat, hat weniger Zeit für sich und macht nicht mehr so viel Sport. Dem gilt es frühzeitig entgegenzuwirken.

Der Bauchnabel braucht keine besondere Aufmerksamkeit

Am besten lässt man den Bauchnabel in Ruhe. Beim Duschen, Baden oder Waschen sollte er gereinigt werden, das reicht. Er muss nicht mit Ohrenstäbchen oder einem bohrenden Finger nachgereinigt und ausgehöhlt und malträtiert werden, das reizt ihn nur unnötig. Bei Männern sammeln sich manchmal erstaunliches Gebilde im Bauchnabel an. Flusen, Wollmäuse, Dreck. Manchmal sondert der Bauchnabel auch etwas Flüssigkeit ab, ist gerötet und entzündet. Das passiert meist, wenn er zu sehr traktiert wird und die empfindliche Haut gereizt oder verletzt ist. Normale, aber nicht übertriebene Hygiene hilft. Kurzfristig kann eine Wundsalbe die Irritationen lindern. Anschließend gilt wieder: sauber machen ja, aber ansonsten nicht weiter beachten.

Stabiles Unglück hält die Beziehung zusammen

Auch wenn es im Magen grummelt – Ärger und Wut können stabilisierend wirken. In einer Untersuchung von Paaren im ländlichen Bayern, die im Mittel 28 Jahre miteinander verheiratet waren, hielt die Ehe in vielen Fällen, weil ein Drittel angab, »stabil unglücklich« oder »unsicher und resigniert in der Beziehung« zu sein.

Während zwei Drittel der Frauen angaben, sich sicher gebunden zu fühlen, war bei fast der Hälfte der Männer die Bindung »unsicher-vermeidend«, bei weiteren 21 Prozent gar »unsicher-verstrickt«. 37 Prozent der Ehemänner wurden als »ungelöst-traumatisiert« eingestuft. Das bedeutet, dass bei mehr als der Hälfte der Ehepaare mindestens ein Partner unsicher war – und sich trotzdem eine Langzeit-Beziehung entwickelt hatte. Der Preis dafür war womöglich hoch.

Solche Eheleute richten sich in chronischer Zerrüttung ein. Probleme werden nicht angesprochen, was wohl eine »konservierende Wirkung« auf die Ehe hat. Manche ignorieren oder verachten einander, können sich aber nicht aus der Verstrickung lösen, in die sie finanzielle Nöte, Schuldvorwürfe und moralische Hemmungen, sich zu trennen, gebracht haben. Gemeinsame Kinder, der Hausbau und andere Abhängigkeiten halten zusammen.

Gesunde Ernährung?
Nahrungsergänzungsmittel sind
nicht gesund

Durchschnittlich gesunde Menschen, die sich durchschnittlich ernähren, müssen keine Unterversorgung befürchten. Vitaminzusätze und Nahrungsergänzungsmittel sind nicht gesund, sondern können die Lebenserwartung verkürzen. Was in Obst, Gemüse, Fleisch und Getreide nützlich ist, kann in Pulver- und Tablettenform sogar schaden.

Viele Menschen glauben, dass Vitaminzusätze aus ungesunden Lebensmitteln gesund machen. Ein Drittel der Erwachsenen in Deutschland nimmt solche Ergänzungsmittel. Glaubt man der Werbung, können Zusatzpräparate Arterien elastisch erhalten, Krebs verhindern und die geistige Leistungskraft stärken. Nur: Ihre lebenswichtige Wirkung entfalten Vitamine in gewachsenen Nahrungsmitteln, die mit diesen aufgenommen werden. Zusätze erfüllen diese Funktion nicht, egal ob Einzel- oder Multivitaminpräparate, Tabletten oder Säfte.

Obst und Gemüse statt Vitaminpräparate

In einem Multivitaminpräparat sind höchstens ein Dutzend Stoffe enthalten. Ein Apfel hat aber mehr als tausend Inhaltsstoffe, bisher ist nicht mal die Hälfte bekannt. Der Körper braucht das Zusammenspiel aller Substanzen, damit ein Apfel zur sinnvollen Ernährung wird. Deswegen passen Obst und Gemüse auf jeden Speiseplan, Ergänzungspräparate nicht. Mangel ist nicht zu befürchten.

Auf die Nuss

Der Verzehr von Nüssen ist gut für Herz und Kreislauf. Auch einen gewissen Schutz vor Diabetes, Atemwegserkrankungen und neurodegenerativen Leiden bieten die Schalenfrüchte. Die Wirkung stellt sich schon bei einer kleinen Menge wie einer halben Handvoll Nüsse ein. Höherer Konsum geht hingegen nicht mit noch mehr gesundheitlichen Vorteilen einher. Womöglich ist es der hohe Anteil an ungesättigten Fettsäuren in Nüssen, der positive Effekte auf die Gesundheit hat und Herz und Blutgefäße geschmeidig hält.

Essen macht glücklich,
weil es schmeckt

Man sollte nichts kaufen, was man nicht aussprechen kann, was einem unbekannt vorkommt oder was laut Verpackung gesunde Inhaltsstoffe enthält. Angeblich gesunde Inhaltsstoffe braucht der Körper nicht, auch nicht die »fünf lebenswichtigen Bausteine in Nutella«. Lebensmittelchemiker und Geschmacksentwickler haben es geschafft, aus Getreide, Gemüse, Fisch, Fleisch und Milch Mischprodukte zu fabrizieren, deren Inhalt nach Bedarf kombiniert werden kann. Sie stammen nicht vom Feld oder aus dem Stall, sondern aus dem Labor.

Wer im Supermarkt kauft, hat sich gewöhnt an: Obstsäfte ohne Obst, Müsliriegel ohne Getreide und Kaffeesahne ohne Milch. Wenn, wie bei Fischstäbchen oder Fertigsuppen, nicht zu erkennen ist, worum es sich handelt, zeigt die Verpackung, was drin sein soll. Als Faustregel kann gelten: Je weiter das angebotene Erzeugnis von dem Nahrungsmittel entfernt ist, das es sein soll, desto größer die Wahrscheinlichkeit, dass es industriell bearbeitet ist und Geschmacksverstärker, Aromastoffe, Konservierungsmittel und einen Mix an Vitaminzusätzen und anderem Unfug enthält. Wenn die Uroma vor 80 Jahren diese Erzeugnisse nie auf den Tisch gestellt hätte, lässt man besser auch heute die Finger davon.

Stumme Lebensmittel
sind gesünder

Wenn Lebensmittel mit ihren Etiketten angeben, taugen sie meistens nichts. Sie müssen für sich sprechen – oder es handelt sich um aufgemotzte Kunsterzeugnisse. Die Kartoffeln, die auf dem Marktstand oder am Eingang des Supermarktes lose herumliegen, sind stumm. Sie können sich nicht anpreisen, ebenso wenig wie Wirsing, Karotten, Kohlrabi oder Äpfel. Auf ihnen findet sich kein Etikett, das ihren hohen Vitamin-, Mineral- oder Ballaststoffgehalt verkündet. Ein paar Regale weiter schreit es dem Käufer entgegen: Bonbons, die den Vitaminbedarf einer Fußballmannschaft decken, Fruchtjoghurt, der alles Wichtige aus einem Liter Milch enthält, Chips, die fett- und salzreduziert sind und trotzdem Unmengen Kalzium, Magnesium und ein paar unaussprechliche Wohltaten beinhalten. Nötig ist das nicht. Diese Dinge beruhigen vielleicht kurzfristig das Gewissen, gesund sind sie aber nicht.

Darmreinigung?
Da muss nichts entgiftet werden

Im Darm regeln Milliarden Bakterien, ohne die wir nicht leben könnten, die Verdauung. Die Reinigung des Darms erfolgt von allein. Einläufe mit Wasser und andere Spülungen sind nicht nur nicht nötig, sondern sogar schädlich. Auch »Entschlacken« ist unsinnig. Es gibt, außer in der Erzverhüttung, keine Schlacken – niemand hat sie je gesehen. Man kann Adern und Gekröse nicht durchpusten wie ein verstopftes Abflussrohr. So simpel ist das nicht.

Verdienstvoll wäre es, den Glauben an das ehrenwerte Gewerbe der Installateure und Kanalarbeiter zu untersuchen. Millionen Euro werden jährlich mit Tees, Säften und Pulvern zur Entschlackung verdient. Mittel zur Darm- und Gefäßreinigung sind Bestseller. Sinnvoll sind sie nicht, manchmal sogar riskant. Auch das Gerede von der Übersäuerung ist Quatsch. Unsere Zellen und Organe schnurren bei konstantem pH-Wert vor sich hin. Da muss nichts abgepuffert werden. Einzig die Beutelschneiderei kann einen sauer machen.

Glucksen, Gluckern, Brummen – alles normal

Verdauung ist Arbeit. Magen und Darm walken und pressen den Nahrungsbrei durch, entziehen ihm die wichtigsten Nährstoffe, geben Säfte, Enzyme und Gallensäuren dazu. Das geht nicht ohne Geräusche ab, weswegen es nicht peinlich, sondern völlig normal ist, dass sich die Darmtätigkeit immer wieder bemerkbar macht und manchmal gut zu hören ist. Ärzte beunruhigt eher das Gegenteil: Sind mit dem Stethoskop keine Darmgeräusche mehr zu hören, sollte der ungewohnten Ruhe nachgegangen werden.

Keine festen Zeiten: Für den Stuhlgang gibt es keine festen Rhythmen

Manche müssen zweimal am Tag. Andere nur alle drei Tage. Manche haben immer morgens das Bedürfnis. Andere können im Urlaub zunächst gar nicht. All das ist normal und kein Grund zur Beunruhigung. Jeder Mensch ist anders und jeder hat andere Zeiten, an denen er müssen muss. Erst wenn sich die Entleerung mehr als dreimal am Tag aufdrängt oder mehr als drei Tage ausbleibt, handelt es sich um Durchfall oder eben Verstopfung. Gegen Letzteres hilft manchmal genügend Ruhe und etwas Flüssigkeit.

Alkohol – ehrlich zu sich selbst sein hilft, Gefahren zu erkennen

Wer sich darüber klarwerden will, wie viel Alkohol er trinkt, sollte ehrlich zu sich sein. Viele Menschen belügen sich, wenn sie ihren Konsum angeben. Sie untertreiben – und besondere Anlässe blenden sie ganz aus, nach dem Motto: nicht mein Bier. Dabei sind es gerade Ferien, Feiertage, Jubiläen und Betriebsfeste, die Menschen tiefer ins Glas schauen lassen. Alkoholexzesse kommen im Urlaub und als vermeintliche Ausnahmen gehäuft vor und sind alles andere als selten. Im Jahresdurchschnitt muss man erhebliche Mengen – fast eine Flasche Wein pro Woche – dazurechnen. Und das erhöht das Risiko für Gesundheitsschäden.

Junggesellenabschiede oder Grillabende lassen erahnen, welche Dimensionen der Alkoholkonsum tatsächlich annimmt. Außer zu Feiertagen und in den Ferien steigt die Alkoholmenge bei Festivals, Volksfesten und beim Public Viewing. Die vielen Anlässe machen aus der Selbsttäuschung, »ausnahmsweise« einen über den Durst zu trinken, schnell die Regel – mit erheblichen Folgen. Die günstigen Auswirkungen moderaten Alkoholkonsums auf Herz und Kreislauf verschwinden schließlich schon, wenn es einmal pro Monat zum Exzess kommt.

Exzesse sind in Deutschland verbreitet; 10,8 Prozent der Frauen und 31 Prozent der Männer trinken mindestens einmal im Monat übermäßig, das heißt, sechs oder mehr alkoholische Getränke innerhalb weniger Stunden. Gerade jene Menschen sind vermehrt Risiken durch Stürze, Unfälle und Alkoholvergiftungen ausgesetzt, die sonst wenig trinken, in den Ferien und an Feiertagen aber umso mehr.

Vermeintliche Kennerschaft
erhöht den Genuss

Für die Wertschätzung eines Produkts spielt der Preis eine ziemlich wichtige Rolle. Aus vielen Bereichen ist dieser Zusammenhang inzwischen bekannt, das zeigt sich sogar bei Weintestern. Wenn diese nur den angeblichen Preis eines Weins erfahren, beeinflusst das ihr Urteil stark. Fast immer bewerten vermeintliche Kenner denjenigen Wein als besser, der auch der teurere ist. So erhält ein Wein, der eigentlich fünf Euro kostet, eine höhere Wertschätzung, wenn auf dem Preisschild 45 Euro steht. Umgekehrt wird ein Wein, der 90 Euro kostet, nur als mäßig eingestuft, wenn er als Zehn-Euro-Wein vorgestellt wird. Echte wie angebliche Weinkenner machen ihre Wertschätzung des Getränks stark von Preis und Markenerwartung abhängig. Mit dem richtigen Preisschild lässt sich vorauseilender Enthusiasmus auslösen. Wer glaubt, teuren, guten Wein zu trinken, dem schmeckt er auch besser. Wer sich für einen Kenner hält, genießt mehr, auch wenn er keine Ahnung hat.

Länger einen klaren Kopf behalten

Das beste Rezept gegen Kater besteht darin, möglichst wenig zu trinken. Eine weitere gute Idee ist es, den Alkoholgenuss am Abend über möglichst lange Zeit zu strecken und zwischendurch immer wieder etwas zu essen. Langsam zu trinken empfiehlt sich ebenfalls, denn dann stellen sich die unangenehmen Folgen der geistigen Getränke schneller ein – und man hört früher damit auf. Die Regel, zu jedem Glas Bier oder Wein auch ein Glas Wasser zu trinken, lindert zwar nicht direkt die Folgen des Rausches. Indirekt hilft es aber schon, denn mit jedem Glas Wasser, das man zu sich nimmt, passt weniger Alkohol in den Körper. Damit der Kater nicht so heftig ausfällt, ist es zudem ratsam, bei einer Art Getränk zu bleiben und nicht alles durcheinanderzutrinken.

Zu beachten sind auch Geschlecht und Gewicht. Frauen vertragen nur ungefähr halb so viel wie Männer. Da der Alkohol sich im Körper verteilt, kommt dem Gewicht auch eine entscheidende Bedeutung zu: Wiegt ein Mann 100 Kilogramm, wird er die Folgen des Alkohols erst nach weitaus mehr Getränken spüren als ein 65-Kilo-Mann.

Ausnüchterungszeiten beachten

Alkohol wird im Körper ziemlich konstant abgebaut – und dieser Prozess lässt sich nicht abkürzen oder beschleunigen. Es ist daher wichtig zu warten, bis man nüchtern ist, und sich bis dahin entsprechend zu verhalten. Es dauert ungefähr eine Stunde, bis der Blutalkoholspiegel 0,1 Promille weniger beträgt. Die Geschwindigkeit ist bei allen Menschen gleich, egal ob Mann oder Frau, 50-Kilo-Spargel oder Schwergewicht. Sie kann auch nicht durch Ernährungsrituale oder Wasser beschleunigt werden, weil ein Enzym, die Alkoholdehydrogenase, seine Arbeit verrichten muss und dieser Vorgang unabhängig von der Statur des Trinkers ist. Wer also bis fünf Uhr in der Früh gezecht hat, ist um neun Uhr morgens noch längst nicht wieder nüchtern.

Ausnahmen gibt es in anderen Regionen der Welt. Bei den meisten Asiaten und den nordamerikanischen Ureinwohnern ist die Aktivität der Alkoholdehydrogenase vermindert, weswegen sie schon von vergleichsweise wenig Alkohol betrunken werden – und es länger dauert, bis sie wieder nüchtern sind. Karl Mays Schilderungen der »Indianer«, denen das Feuerwasser schnell zusetzte, haben also einen realistischen Kern. Für hiesige Breiten gilt: Auch wenn man nicht schnell betrunken wird, dauert es lange, bis die Nüchternheit wieder einsetzt.

Alkohol in Maßen ist gut für Herz und Kreislauf

Wer ein bis zwei Glas Bier oder Wein (oder ein kleines Glas Schnaps) am Tag zu sich nimmt, erleidet seltener – und wenn, dann erst später – einen Herzinfarkt oder Schlaganfall. Er stirbt seltener an Herz-Kreislauf-Komplikationen und wird älter als jene Menschen, die total abstinent leben. Als Standardempfehlung gilt, dass Männer von zwei 0,3-Liter-Gläsern Bier oder zwei Vierteln Rotwein oder einem harten Drink am Tag gesundheitlich profitieren können. »Oder« – und nicht »und« wohlgemerkt. Die Dosis für Frauen ist geringer, sie beträgt etwas mehr als die Hälfte der optimalen Menge für Männer.

Alkohol in Maßen
mäßigt den Blutdruck

Der Blutdruck wird durch moderaten Alkoholgenuss nicht dauerhaft erhöht. Im Gegenteil. Studien der Harvard-Universität haben ergeben, dass die Wahrscheinlichkeit eines Herzinfarktes durch regelmäßiges Trinken sogar etwas gemindert wird, weil sich der Griff zum Glas mäßigend auf den Blutdruck auswirkt. Exzessiver Alkoholkonsum erhöht den Blutdruck allerdings definitiv, deshalb wird Hochdruckpatienten geraten, nichts mehr zu trinken. Diese Einschränkung ist allerdings nicht nötig, wenn Menschen kontrolliert und verantwortungsbewusst trinken. Beim Thema Alkohol ist der Grat zwischen Nutzen und Schaden ziemlich schmal.

Alkohol in Maßen stärkt sogar
das Gedächtnis

In mäßiger Dosierung verringern geistige Getränke das Risiko für Demenz und andere Denkstörungen im Alter – zumindest bei Frauen. Der schützende Effekt wird erzielt, egal ob Bier oder Wein der bevorzugte Alkohol ist. Frauen, die regelmäßig etwa 15 Gramm Alkohol am Tag zu sich nehmen, sind besser in Denk- und Logikaufgaben als diejenigen, die nichts trinken. 15 Gramm Alkohol entsprechen einem 0,3-Liter-Glas Bier oder einem 0,2-Liter-Glas Wein oder einem kleinen Drink. Auch das Risiko, in den Folgejahren an einer Demenz zu erkranken oder in der Denkleistung nachzulassen, ist unter den gemäßigten Trinkerinnen geringer als unter Abstinenzlerinnen. In Gedächtnistests schneiden Frauen ebenfalls besser ab, die regelmäßig ein wenig Alkohol trinken.

Täglich ein Gläschen ist besser als das Gelage am Wochenende

Aus Sicht von Kardiologen ist die Sache klar: Das Infarktrisiko steigt stärker bei jenen an, die samstags ein Trinkgelage veranstalten – auch wenn sie in der Summe die gleiche Alkoholmenge pro Woche zu sich nehmen wie Menschen, die täglich zum Glas greifen. Regelmäßige Besäufnisse am Wochenende verdoppeln sogar das Risiko für einen tödlichen Infarkt.

Untersuchungen aus Finnland, Großbritannien und von Mitgliedern anderer trinkfester Nationen haben immer wieder ergeben, dass Trinkgelage schädlicher für den Körper sind als die regelmäßige, aber moderate Zufuhr. Kampftrinker aus Finnland, die sechs Flaschen Bier oder mehr auf einmal zu sich nehmen, sterben früher und leiden häufiger und schwerer an Krankheiten als ihre Landsleute, die maximal drei Bier auf einmal trinken.

Trinkgelage können nicht nur das Herz schädigen. Auch andere Leiden wie Krebs kommen häufiger vor, wenn immer wieder große Alkoholmengen auf einmal konsumiert werden. Bekannt ist, dass Alkohol nicht nur das Risiko für Leberzirrhose verstärkt, sondern auch Tumore von Kehlkopf, Mundhöhle, Magen und Speiseröhre häufiger auftreten.

Das richtige Gelb
rettet Leben

Goldgelb ist die ideale Tönung. Bei dunkelgelb sollte man trinken. Das Pastellgelb der Sonnenblumen van Goghs ist gut zur Orientierung. Zu durchsichtig sollte es auf keinen Fall sein. Die Rede ist von der Farbe des Urins. Man muss dies detailliert erklären, denn unter Sportlern hat sich der Irrglaube durchgesetzt, möglichst viel zu trinken. Dabei überwässern sich Aktive manchmal so sehr, dass es gefährlich wird.

Trinken, bevor der Durst kommt – welcher Unsinn! Durst signalisiert Mensch wie Tier seit Hunderttausenden Jahren, wann sie Flüssigkeit aufnehmen sollten. Trotzdem haben sich die Menschen einreden lassen, dass sie vorbeugend trinken müssen. Auch wenn sie gar keinen Durst haben.

Die Folgen können verheerend sein. Im Sommer 2015 starb ein Brite nach dem Triathlon in Frankfurt. Die Außentemperaturen hatten 30 Grad überschritten. Der Brite trank während des Wettkampfs nur Wasser. Dadurch verdünnte er sein Blut so sehr, dass lebenswichtige Stoffe wie Natrium, Kalium und Kalzium zu niedrig konzentriert im Blut vorhanden waren. Er starb an Herzrhythmusstörungen, ausgelöst durch mangelnde Elektrolyte.

Analysen der Todesfälle bei Marathons und Volksläufen zeigen, dass die Teilnehmer meist aus zwei Gründen sterben. Entweder leiden sie an Herzfehlern, die nicht bekannt waren. Oder sie trinken zu viel und verwässern ihr Blut, so dass es gefährlich wird. Einige kommen mit Schwäche, Ohnmacht und Unwohlsein davon. Bei anderen führen Elektrolytverschiebungen zum Herztod.

Seinem Durstgefühl kann man vertrauen. Es ist nur manchmal bei Hochbetagten oder Schwerkranken gestört. Ansonsten gilt, dass Durst zuverlässig zeigt, wenn Flüssigkeit zugeführt werden muss. Wer sich nicht sicher ist, kann die Färbung des Urins beachten. Gelb – und nicht wasserfarben – lautet die Parole.

Man muss sich nicht ständig das Wasser reichen lassen

Niemand kann genau sagen, wie viel man trinken sollte. Die Empfehlung, täglich mindestens drei Liter Wasser zu trinken, lässt sich nicht halten. Manche kommen gut mit einem Liter aus, andere brauchen vier. Man kann getrost seinem Durstgefühl vertrauen und ihm nachgehen, wenn es so weit ist. Feste Regeln sind auch deshalb unsinnig, weil manche Menschen stark schwitzen und sich viel bewegen. Und die brauchen naturgemäß mehr Flüssigkeit als die sesshafte Bevölkerung, die sich kaum bewegt und wenig schwitzt.

Aber wieso einfach, wenn es kompliziert geht? Besonders junge Menschen sind heute in Sorge, zwischen Bushaltestelle und Hörsaal oder zwischen Parkplatz und Büro in eine Dürreperiode zu geraten, wie es sie sonst nur in der Wüste gibt. Sie schleppen überall Flaschen und Getränkedosen mit sich herum, an denen sie ständig saugen. Der Mensch an der Dauerinfusion. Notwendig ist das nicht, im Übermaß ist es sogar schädlich.

Wärme schützt vor Entzündungen

Für besorgte Mütter ist sie das Vorsorge-Utensil schlecht-hin. Warme Unterwäsche, am besten noch aus Angora, schützt davor, es »an den Nieren« zu bekommen. Damit sich eine Entzündung entwickelt, sind zwar auch Keime notwendig, doch die haben tatsächlich leichteres Spiel, wenn die Körperregion, der sie sich widmen, unterkühlt ist. Die Nieren werden zwar nicht gleich angegriffen, aber eine Blasenentzündung entsteht tatsächlich eher, wenn Kälte den Unterleib durchdringt und man beispielsweise zu lange auf kalten Steinen sitzt, was eine Horrorvision besorgter Mütter ist. Im ungünstigen Fall steigt die Blasenentzündung auf und betrifft auch das Nierenbecken, womit man es dann wirklich »an den Nieren« hat.

Selbstmitgefühl schützt vor Stress

Wer mitfühlend mit sich umgeht, fühlt sich weniger gestresst. Sogleich vermindert sich der Spiegel des Stresshormons Cortisol, das in der Nebenniere hergestellt wird. Auf diese Weise steigert Selbstmitgefühl die seelische Widerstandskraft. Wird weniger Cortisol ausgeschüttet, läuft nämlich auch die Stressreaktion milder ab. Akut schnellen Puls, Blutdruck und Atemfrequenz bei Belastungen zwar in die Höhe. Die Stressreaktion flaut jedoch schneller wieder ab, so dass Blutgefäße, Nerven und Organe nur kurz den schädigenden Einflüssen ausgesetzt sind. Auch chronische Entzündungen entwickeln sich nicht so leicht.

Bei Menschen mit Selbstmitgefühl steigt zudem die Herzfrequenzvariabilität. Das bedeutet, dass der Pulsschlag in einem breiten Spektrum mal schneller und mal langsamer wird. Diese Anpassungsfähigkeit des Herzens gilt als gutes Zeichen und zeigt, dass die Reaktion auf Gefühle intakt ist. Ist die Herzfrequenzvariabilität eingeschränkt, gilt dies hingegen als ungünstig.

Selbstmitgefühl kann den Unterschied ausmachen. Wurden Freiwillige geschult, mitfühlend mit sich umzugehen und sich nicht ständig selbst zu entwerten, bewirkte das wahre Wunderdinge: Depressive Gefühle und Angstattacken wurden seltener, das emotionale Vermeidungsverhalten ließ nach, die Stressreaktion fiel milde aus.

Wagemut lohnt sich –
und der Körper hält das aus

Für akute Krisen ist der Mensch eher geschaffen als für chronische. In der Euphorie wie im Leid kann der Mensch einiges aushalten, deshalb kann man sich ruhig etwas zumuten und sich trauen. Jeder kennt das aus dem Sport, wenn ein Mittelstürmer beim Torschuss schwer gefoult wird. Trotzdem kann er noch kurz jubeln. Es dauert eine Weile, bis er zusammenbricht und wahrnimmt, was gerade mit ihm passiert ist.

Auch nach einem schweren Verkehrsunfall bewahrt das körpereigene Alarmsystem Menschen vor dem Schlimmsten. Das Adrenalin und die hochgepeitschten Cortisol-Kaskaden aus der Nebenniere dämpfen den Schmerz. Erstretter kennen das Phänomen, dass Schwerverletzte zunächst gar nicht über Schmerzen klagen. Das körpereigene Endorphinsystem wird aktiviert und entlässt Opioide ins Blut, die sonst nur beim Runner's High, dem Orgasmus und anderen Höhepunkten freigesetzt werden und alle Leiden vergessen lassen.

Dieses Schutzsystem hilft in Extremsituationen, Durststrecken zu überwinden. Darauf kann man vertrauen – und sich und seinem Körper durchaus etwas zutrauen und seine Grenzen ausreizen, wenn einem danach ist.

Ärger unter Kontrolle behalten schont Beziehung und Nerven

Es schont die Beziehung, wenn Auseinandersetzungen idealtypisch so geführt werden: »Schatz, ich bin zwar ausnahmsweise anderer Meinung als du, aber ich verehre dich trotzdem und bette dich auf Rosen.« Wer hingegen im Streit den anderen beleidigt oder – ein Klassiker des Streits zwischen Paaren – ihm vorwirft, sich genauso wie die Mutter oder der Vater zu verhalten, der hat schon verloren.

Ab und zu seine Wut rauszulassen kann nicht schaden. Wer dauernd gereizt und aggressiv ist, verpestet jedoch nicht nur seine Umwelt, sondern tut sich selbst auch nichts Gutes. Bei Menschen, die ihren Ärger nicht unter Kontrolle haben, dauert es länger, bis Wunden verheilen. Wer häufig gereizt reagiert, bei dem bildet sich Schorf langsamer. Feindselige Menschen haben erhöhte Spiegel an Cortisol dem Stresshormon aus der Nebenniere. Vermutlich ist die rasche Wirkung von Ärger und Aggressionen auf die Wundheilung ein Zeichen dafür, wie negative Gefühle, Stress und Unzufriedenheit Reaktionen auslösen, die andere Krankheiten wahrscheinlicher machen und den Körper schwächen.

Liebe und Zuneigung stärken die Blase

Eine erfüllte Beziehung trägt dazu bei, dass Frauen seltener eine Blasenentzündung bekommen. Liebe und Geborgenheit sind gesund. Fehlen diese positiven Gefühle, drohen Krankheiten. Unter banalen Leiden wie grippalen Infekten mit Schnupfen, Husten, Heiserkeit, aber auch unter Sodbrennen, Magenverstimmung oder Blasenentzündungen leiden Frauen häufiger, wenn sie das Gefühl haben, dass sie von ihrem Mann kaum beachtet werden. Manche Ärzte für Psychosomatik wählen ein einprägsames Bild: Bei einer Blasenentzündung weint die Seele. Demnach vergießt die Blase die Tränen, die man sich nicht zu weinen traut. Damit ist gemeint, dass partnerschaftliche Konflikte und sexuelle Probleme sich oft in Blasenentzündungen äußern. Umgekehrt hilft eine intakte Partnerschaft, solche Leiden zu vermeiden.

Nicht aufhalten, sondern laufen lassen

Wer sich auf der Toilette erleichtern muss, sollte diesem Bedürfnis auch zügig nachgeben. Das ist eigentlich selbstverständlich, aber man muss es wohl trotzdem immer wieder betonen, denn es gibt den irrigen Glauben, dass die Aufnahmefähigkeit vergrößert und das Haltevermögen der Blase trainiert werden, wenn das Wasserlassen herausgezögert wird. Das ist unsinnig – und außerdem unangenehm. Manchmal lässt es sich zwar nicht vermeiden, der Harndrang ist groß und keine Erleichterung in Sicht. In Ausnahmen ist das kein Problem, als Dauerzustand aber nicht gesund.

Aufstehen für die Gesundheit

Wer die Zeit verringert, die er auf seinem Hinterteil verbringt, senkt sein Herz-Kreislauf-Risiko erheblich. Sitzen ist das neue Rauchen. Je länger Menschen sitzen, desto größer demnach das Risiko, dass Herzkranzgefäße verstopfen und der Infarkt droht. Jede Stunde Sitzen geht mit 14 Prozent mehr Kalk in den Herzkranzarterien einher. Je mehr Kalk, desto größer die Gefahr, dass die Adern dichtmachen. Schon ein oder zwei Stunden weniger sitzen macht deshalb viel aus. Im Durchschnitt sitzen Erwachsene in Deutschland fünf oder mehr Stunden am Tag.

Im Alltag in Bewegung bleiben

Selbst kleine Impulse im Alltag verbessern die Gesundheit. Die Treppe zu benutzen, bis zum Kollegen ein paar Zimmer weiter zu gehen, statt ihn anzurufen, ist praktikabel. Körperliche Aktivität in den Alltag einzubauen ist nicht nur gut für das Herz, sondern für den ganzen Stoffwechsel. Vor Jahren hatte eine Studie bereits gezeigt, dass der Hauptunterschied im Alltag zwischen Dicken und Schlanken darin bestand, dass Letztere zwei Stunden weniger am Tag saßen.

Das Infarkt-Risiko lässt sich um ein Drittel senken, wenn regelmäßig – das heißt mindestens dreimal in der Woche eine halbe Stunde oder länger – die Ausdauer trainiert wird. Doch es muss nicht immer Sport sein: Mit nur zehn Minuten zügiger Belastung pro Tag, wie die Treppen zu benutzen oder zügig zu gehen, wird der Infarkt auch um 20 Prozent weniger wahrscheinlich. Ein unschlagbares Verhältnis von Aufwand zu Nutzen. Unter den 40- bis 60-Jährigen bewegt sich die Hälfte gar nicht, jedenfalls nicht so, dass sie ins Schwitzen kommt.

Weich sitzen gegen drohende Konflikte – und für mehr Gehalt

Wer unangenehme Aussprachen oder schwierige Verhandlungen vor sich hat, sollte darauf achten, dass alle bequem sitzen. Den Ausgang des Treffens beeinflusst das positiv. Harte Stühle machen hartherzig, weiche milde. Schmeichelnde Polster, Stoffe und andere angenehme Oberflächen stimmen freundlicher.

Berührungsempfindungen beeinflussen die Stimmung und das Sozialverhalten. Je angenehmer die Berührung, desto besser. In Experimenten zeigt sich: Wer leichte, weiche, glatte Gegenstände berührt oder darauf sitzt, ist positiver und freundlicher. Wer hingegen eine schwere Schreibunterlage trägt, urteilt strenger über andere. Wer rauhe Puzzleteile berührt, bewertet Konflikte als feindseliger. Und wer auf harten Stühlen sitzt, ist weniger kompromissbereit. Die Prägung unseres Verhaltens erfolgt auch durch den Hosenboden.

Begriffe wie »warmherzig«, »ein harter Tag« oder »gewichtige Entscheidungen« sind mehr als nur Metaphern. Körperliche Erfahrungen beeinflussen, wie wir gegenüber anderen auftreten. Für Paare wie im Beruf kann das nur bedeuten, sich weich, bequem und kuschelig einzurichten – und nicht auf harten Designer-Möbeln Beziehungsdiskussionen und Gehaltsverhandlungen auszufechten.

Sitzkontrolle – und dann lockerlassen

Wir vergessen oft, entspannt zu sitzen. Es steht ein unangenehmes Gespräch bevor oder es sitzt uns ein Termin im Nacken – und das stresst. In solchen Momenten hilft es, kurz sich selbst zu betrachten. Typisch ist: Der Muskeltonus an Armen und Beinen ist viel zu hoch, dabei verrichtet man ja keine Schwerstarbeit. Geduckt, verkrampft, verängstigt – gesund ist das nicht, und außerdem bereitet es Nacken- und Rückenschmerzen.

Das Gegenprogramm: aufrecht sitzen, ein paarmal tief durchatmen, Hosenknopf öffnen. Arme und Beine funktionieren auch, wenn die Muskeln weniger angespannt sind. Schultern senken und den Kopf heben aus der Versteckhaltung, das öffnet den Blick und den Brustkorb.

Wein erhöht die Fruchtbarkeit

Alkohol kann das Zusammenfinden der Geschlechter erleichtern. Frauen, die regelmäßig, aber in Maßen Alkohol trinken, werden demnach schneller schwanger als abstinente Damen – wenn sie es denn wollen. Dies gilt besonders bei regelmäßigem Weinkonsum, aber auch wenn sie gelegentlich Bier oder hochprozentige Getränke zu sich nehmen.

In einer großen Untersuchung wurde die Hälfte der Frauen innerhalb von zwei Monaten schwanger, bei 15 Prozent dauerte es bis zu einem Jahr. Wurden die Frauen nach ihrem bevorzugten Alkohol unterteilt, zeigte sich, dass Weintrinkerinnen am schnellsten schwanger wurden, wobei der Konsum zwischen einem halben Glas und sieben Gläsern wöchentlich schwankte. Wer nur Bier oder nur Schnaps zu sich nahm, musste etwas länger auf eine Schwangerschaft warten. Am raschesten wurden Frauen schwanger, die alle drei Arten Alkohol zu sich nahmen.

Die erhöhte Fruchtbarkeit durch mäßigen, aber regelmäßigen Alkoholkonsum ist vermutlich nicht auf Inhaltsstoffe von Wein oder Bier zurückzuführen. Es gibt keine Substanz, die direkt die Fruchtbarkeit steigert. Wahrscheinlich sind Wein trinkende Frauen geselliger – und lernen deshalb mehr Männer kennen, die mäßig, aber regelmäßig Wein trinken.

Sich abschleppen lassen steht einer langen Beziehung nicht im Weg

Beziehungen sind nicht von schlechterer Qualität, wenn sie mit einem schnellen Abenteuer beginnen, bei dem der eine den anderen abschleppt. Erfüllte Beziehungen gibt es auch für jene, die loslegen, wie es Sex-in-the-City-Phantasien nahelegen: Ein Blick, dann schlägt der Blitz ein, und beide landen im Bett. In Umfragen erweisen sich Partnerschaften als ähnlich befriedigend und haltbar, unabhängig davon, ob es gleich mit dem Sex losging oder sich beide Zeit ließen und nach dem ersten Rendezvous noch warteten.

Lasst Blumen sprechen

Frauen sind eher dazu bereit, einem Unbekannten ihre Telefonnummer zu geben, wenn sich ein Blumenladen in der Nähe befindet. Die Nachbarschaft des Geschäfts reicht. Sie braucht die Blumen nicht einmal zu bekommen.

Gezeigt hat dies ein originelles Experiment, für das ein attraktiver Mann in einer Shopping-Mall junge Frauen ansprach. Fast 600 Damen im Alter zwischen 18 und 25 Jahren fragte der Test-Mann nach ihrer Telefonnummer. Die Frauen wurden vor einer Konditorei, einem Schuhgeschäft oder eben vor einem Blumenladen umworben. Befanden sie sich in der Nähe von Rosen, Tulpen, Nelken, waren weitaus mehr von ihnen bereit, ihre Nummer herauszurücken. In den fruchtbaren Tagen vor dem Eisprung stieg die Bereitschaft der Frauen sogar noch mehr, ihre Telefonnummer zu verraten. Die positive Stimmung durch die Blumenpracht machte die Frauen freigiebig. »Lasst Blumen sprechen« wirkt nicht nur, um die Beziehung aufzufrischen, sondern taugt auch zur Anbahnung neuer Bekanntschaften.

Dass es das Herz einer Frau öffnet, wenn sie Blumen bekommt, machen sich Galane seit Jahrhunderten zunutze – auch wenn sich Männer wundern, wie verzaubert eine Frau auf ein paar abgeschnittene Stengel reagiert, die dem Untergang geweiht sind und deren Blüten nach ein paar Tagen verwelken. Dass die Kontaktaufnahme klappt, ohne dass Blumen ihr Leben lassen müssen, ist eine Botschaft, die Männer freuen wird. Es entlastet ihren Geldbeutel – und die Natur schont es obendrein.

Partnerwahl: Männern nützt ein knackiger Po – Frauen nicht unbedingt

Legt es eine Frau auf eine Affäre an, sollte sie ihren Körper im Fitness-Studio stählen. Sucht sie hingegen den Mann fürs Leben oder wenigstens eine dauerhafte Beziehung, ist ein ebenmäßiges Gesicht wichtiger als knackige Rundungen. Denn der männliche Blick konzentriert sich – je nach Jagdmuster – auf unterschiedliche Körperregionen. Will er eine kurze Affäre, schaut er auf ihre Kurven. Für eine Langzeitbeziehung sieht er ihr ins Gesicht.

Dem gängigen Vorurteil zufolge haben Männer bei Frauen nur die Zielregionen der Problemzonengymnastik im Blick: Bauch, Beine, Po – und zusätzlich noch das Dekolleté. Auf Männer, die auf eine dauerhafte Beziehung Wert legen, trifft dies jedoch weniger zu als auf Frauen. Frauen schauen bei Männern, ob der Hintern knackig ist. Männern sind hingegen die Gesichtszüge der potenziellen Partnerin wichtiger, wie Psychologen beobachtet haben.

Für Frauen:
den Traummann am richtigen Tag kennenlernen

Generell bevorzugen die meisten Frauen Männer mit markanten, symmetrischen Gesichtszügen. In der fruchtbaren Phase vor dem Eisprung verstärkt sich diese Vorliebe. Diese Typen verheißen höhere Testosteronspiegel, Gesundheit und widerstandsfähige Nachkommen in ausreichender Zahl.

Kantige Typen mit viel Testosteron sind jedoch oft unzuverlässig und keine verständnisvollen Apfelkistenhochträger, die es für ausdauernde Beziehungen braucht. Während der unfruchtbaren Tage des Zyklus kommen Männer mit weichen Zügen leichter zum Zug. Sie sind vielleicht nicht so attraktiv, aber fürsorglicher, sozialer und zur Versorgung einer Familie und der Betreuung des Nachwuchses eher geeignet. Nimmt eine Frau die Pille, ändert sich ihre Wahrnehmung. Unter Einfluss der hormonellen Verhütung wählen Frauen den sozialer eingestellten Partner. Die sind in der Regel die engagierteren Väter und nicht selbstbezogene Ego-Shooter, die auch in fester Partnerschaft noch andere Frauen im Kopf haben. Sozialer und mitfühlender eingestellte Männer mögen für das Familienleben hilfreich und für die Aufzucht des Nachwuchses vorteilhaft sein, denn eine solche Beziehung hält länger — sie geht aber auf Kosten eines erfüllten Sexuallebens. Frauen, die sich ihren Partner ausgesucht haben, als sie die Pille nahmen, berichten von weniger befriedigenden Intimkontakten als jene, die unbeeinflusst von Hormonen den Mann fürs Leben wählten. Alles kann Frau offenbar nicht haben: Entweder ist der Sex oder die Beziehung besonders lange.

Für Männer:
andere Frauen nur an bestimmten
Tagen treffen

Es kann heikel sein, wenn sich ein Mann, der in einer festen Beziehung lebt, mit einer anderen Frau trifft. (Gleiches gilt für eine gebundene Frau, die sich mit einem Mann trifft.) Immerhin gibt es aus wissenschaftlicher Sicht Tage, an denen eine Verabredung mit dem anderen Geschlecht für Männer günstiger ist, ohne dass ihm der Zorn seiner Partnerin droht. Die Intensität der Eifersucht von Frauen variiert im Verlauf ihres Zyklus und lässt sich von körpereigenen wie von außen zugeführten Hormonen beeinflussen.

In unfruchtbaren Phasen ihres Zyklus sind Frauen deutlich weniger eifersüchtig als in der fruchtbaren Zeit vor dem Eisprung. Vermutlich greift hier das evolutionäre Muster, den Fortbestand der eigenen Art selbst in die Hand nehmen zu wollen und dabei keine Rivalinnen zu dulden.

Nehmen Frauen allerdings die Pille, verändert sich diese Wahrnehmung – und zwar abhängig davon, ob sie alleinstehend oder gebunden sind: Bei Single-Frauen, die hormonell verhüten, ist die Eifersucht auf etwaige Rivalen unter dem Einfluss der Östrogene und Gestagene insgesamt geringer ausgeprägt. Sind dieselben Frauen hingegen in einer Partnerschaft gebunden, reagieren sie unter Einfluss der Pille eifersüchtiger als während der Phasen, in denen sie keine Hormone nehmen.

Nach vier Jahren ist die Affäre mit dem eigenen Partner fällig

Wenn die Beziehung langweilig wird, empfehlen Paartherapeuten, sich neu zu verlieben – und zwar in den eigenen Partner. Dazu gehört Selbsttäuschung oder die Phantasie, den Partner mit anderen Augen zu sehen. Damit ist gemeint, dass man wie bei einem neuen Rendezvous dem Treffen entgegenfiebern sollte. Dazu kann es hilfreich sein, ein Hotelzimmer zu mieten, ein Wochenende zu zweit zu verbringen und Störungen durch den Alltagstrubel und die Kinder zu vermeiden.

Von wegen, verflixtes siebtes Jahr – so lange halten viele Paare nicht durch. Das vierte gilt es zu überstehen! Sexuelle Gewöhnung führt bereits nach drei bis vier Jahren dazu, dass die körpereigene Euphoriedroge Dopamin und das Bindungshormon Oxytocin nur noch spärlich abgegeben werden. Die hormonelle Talfahrt ist der Grund dafür, dass emotional wie sexuell immer weniger los ist: Die Lust aufeinander schläft ein. Oder sie richtet sich auf andere Objekte der Begierde.

Ein Dauerzustand muss die hormonelle Flaute nicht sein. Wählt ein Mann nach vier Jahren Beziehung eine neue Sexpartnerin, steigt sein Glückshormon Dopamin sprunghaft an. Bei Frauen ist das Phänomen weniger erforscht, aber wahrscheinlich haben auch sie mit dem verfluchten vierten Jahr zu kämpfen – in den USA sind 70 Prozent der über 35-jährigen Frauen mindestens einmal fremdgegangen. Wer zusammenbleiben will, gefährdet meist die Beziehung, wenn er sich nach anderen Partnern umsieht. Abhilfe gegen den Niedergang der Lust ist schwierig, es sei denn, man betrügt sich mit dem eigenen Partner.

Für die Intimpflege sind keine speziellen Präparate notwendig

Es reicht, sich untenrum zu waschen, zu duschen oder zu baden. Intimsprays, spezielle Lotionen, Spülungen oder andere Präparate sind nicht nötig. Im Gegenteil, sie sind manchmal aggressiv und können Haut und Schleimhäute reizen oder zu Unverträglichkeiten führen. Die Natur hat schon dafür gesorgt, dass im Intimbereich die Selbstreinigungskräfte wirken.

Wer besorgt ist, untenrum zu riechen, und deswegen Präparate zur Intimpflege benutzt, sollte sich vor Augen führen: Wird man mit einem anderen Menschen intim, müssen naturgemäß gewisse Ekelschwellen überwunden werden. Sex ist nun mal nicht sauber, sondern unordentlich, feucht und dreckig und ohne den Austausch von Körperflüssigkeiten schwer vorstellbar. Sind Menschen sexuell erregt, steigt passenderweise ihre Ekelschwelle an, das heißt, sie können mehr Dinge ohne Abscheu ertragen, die sie ansonsten unangenehm finden würden. Sigmund Freud wusste um die unterschiedlichen Ekelschwellen: Ein Mann, der eine Frau leidenschaftlich auf den Mund küsst, wird sich wenig später womöglich davor ekeln, ihre Zahnbürste zu benutzen.

Der Gang einer Frau verrät etwas über ihre Phantasien

Ob eine Frau sich womöglich gerade mit dem Gedanken an Sex trägt oder mit dem Kopf woanders ist, lässt sich manchmal an ihrem Gang ablesen. In den fruchtbaren Tagen vor dem Eisprung gehen Frauen langsamer und mit verlockenderen Hüftbewegungen vor Männern her.

Mit versteckten Kameras wurde der Gang von Frauen aufgezeichnet. Über eine definierte Wegstrecke wurde die Zeit gemessen, in der sich Frauen vor dem Mann bewegten; zudem wurde ihr Bewegungsmuster analysiert. Dabei zeigte sich, dass sich Frauen an ihren fruchtbaren Tagen langsamer bewegen und länger vor Männern herstolzieren.

Zudem bewerteten unabhängige Juroren anhand der Filmaufnahmen, wie attraktiv sich die Frauen bewegten. Auch hier ergab die Auswertung, dass Frauen umso mehr die Hüften kreisen ließen – und entsprechend sexy erschienen –, wenn der Eisprung nahte. Vermutlich ist dieses Verhalten ein unbewusstes Signal der Frauen, um Männer auf sich aufmerksam zu machen – und daher auch mehr Auswahl bei der Partnerwahl zu haben.

Maskulin bleiben?
Kinder raus aus dem Ehebett

Der Testosteronspiegel des Mannes sinkt, wenn er ständig das eigene Kind im Bett hat. Die permanente Nähe des Kindes wirkt sich auf den Hormonspiegel des Vaters aus. Je näher der Nachwuchs dem Vater, desto niedriger sein Testosteron. Ein niedriges Testosteron wird eher bei Männern beobachtet, die sich um die Familie kümmern und sozial verhalten. Als Sexualpartner verlieren sie hingegen schnell an Attraktivität.

Die Rolle des Mannes ändert sich. Je geringer sein Testosteronspiegel, desto weniger ist er der begehrenswerte Partner, der auf Eroberung und Fortpflanzung aus ist. Vielmehr hat er sich der Versorgung des Nachwuchses ergeben. Für Frauen sind solche Männer weniger attraktiv, Beziehungen mit ihnen halten aber länger, da ihr soziales Verhalten die Partnerschaft stabilisiert.

Haben Männer einen hohen Testosteronspiegel, sind ihre maskulinen Züge stärker ausgeprägt: Sie haben mehr Muskeln, markante Gesichtszüge und sind darauf eingestellt, sich zu behaupten. Die Zahl ihrer Sexualpartnerinnen im Leben ist höher. Als Partner sind sie zwar attraktiv, als Väter hingegen weniger geeignet, und ihre Beziehungen halten nicht so lange.

Einfach anfangen –
auch wenn die Vorbereitung
nicht ausreichend erscheint

Die ersten Schritte sind die wichtigsten. Oft braucht es nicht viel mehr, als den Mut anzufangen. Man sollte eine ungefähre Ahnung davon haben, wohin es gehen soll. Aber mehr ist oft nicht nötig. Wer meint, alles perfekt vorbereitet haben zu müssen, kommt nie los.

Die Idee, ein Geschäft zu gründen, ein Buch zu schreiben oder ein anderes Projekt umzusetzen, scheitert meistens an dem Gefühl, nie für den Anfang bereit zu sein. Man weiß zu wenig, kann zu wenig und fühlt sich unsicher. Jedem Anfang wohnt nicht nur ein Zauber inne, er zieht auch weitere Schritte, mehr Wissen und Erfahrung nach sich. Vieles entwickelt sich unvorhergesehen, so dass alle Eventualitäten sowieso nicht vorausgeplant werden können.

Ein beeindruckendes Beispiel dafür ist die Geschichte des jungen Mannes – er war Ende 20 –, der eine Freundin auf den Virgin Islands treffen wollte. Als er zum Flughafen kam, erfuhr er, dass sein Flug gerade abgesagt worden war, es war der letzte an jenem Tag. Der Mann war ärgerlich, das Rendezvous war ihm wichtig. Kurzerhand charterte er eine Maschine, obwohl er nicht genügend Geld hatte. Aber da waren ja noch andere Reisende, die das gleiche Ziel hatten. Der junge Mann schrieb auf eine Tafel »Virgin Airlines 29 Dollar« und bekam im Nu das Flugzeug voll. Alle kamen am Abend zu ihrem gewünschten Ziel – und Richard Branson startete seine erste Fluglinie. Nicht jeder wird auf diese Weise, wie Branson, zum Milliardär werden und 400 Firmen leiten. Aber was jeder kann, ist seine Tatkraft und seine Energie umsetzen und den ersten Schritt machen.

Gehen gegen den Gedächtnisschwund

Wenn sich ältere Menschen regelmäßig bewegen, tun sie nicht nur Herz und Kreislauf etwas Gutes, sondern auch ihren grauen Zellen. Regelmäßige körperliche Aktivität trägt dazu bei, mehr Nervenzellen zu erhalten und das Denk- und Erinnerungsvermögen länger zu bewahren. Wer viel zu Fuß geht, behält auch im Alter eher einen klaren Kopf. Wer zwischen zehn und 15 Kilometer in der Woche zu Fuß zurücklegt, dessen Gehirn ist eine Dekade später größer und besser erhalten. Eine längere Strecke zu Fuß ist nicht nötig. Wer sich mehr bewegt, verbessert seine Denkleistung nicht zusätzlich.

Zehn bis 15 Kilometer in der Woche können ältere Menschen gut bewältigen. Es geht nur um ein paar Schritte um den Block. Aber die haben es in sich. Ein täglicher Spaziergang zu einem einen Kilometer entfernten Geschäft und zurück, zu Freunden oder im Wald – schon ist das Pensum erreicht, das gewissen Schutz vor Alzheimer und anderen Demenzformen bietet.

Bewegung hilft beim Lernen

Wenn Kinder Sport treiben, lernen sie besser. Schon 70 Minuten Sport täglich führen dazu, dass sie sich besser konzentrieren und weniger ablenken lassen. Statt sich unaufmerksam zu verhalten, werden Kinder geistesgegenwärtiger. In kognitiven Tests verbessern sie ihre Ergebnisse und die Genauigkeit um das Doppelte. Entsprechende Zentren im Gehirn sind bei ihnen auch stärker ausgeprägt.

Dass Kinder, die sich regelmäßig bewegen, fitter sind, ist kaum überraschend. Allerdings schneiden sie auch bei Konzentrationstests und anderen Aufgaben, in denen Aufmerksamkeit und Sorgfalt gefragt sind, besser ab. Zudem können sie besser zwischen Aufgaben wechseln. Bewegung hilft von früh an, die Umwelt zu erkunden und Erfahrungen zu machen. Das geht nur über eigene Aktivität und ist die Basis für späteres abstraktes Lernen und Denken. In Schulen müsste aus medizinischer Sicht genauso viel Zeit für Bewegung, Toben, Erkunden eingeplant werden wie für Rechnen, Lesen, Schreiben.

Das Lob der Kurzstrecke

Schon fünf Minuten Jogging am Tag stärken Herz und Kreislauf. Bisher galt unter Sportärzten, dass dreimal wöchentlich 45 Minuten Ausdauertraining nötig sind. 150 Minuten Sport in der Woche, am besten noch mehr, lautete jahrzehntelang die Empfehlung. Viele hielt das von regelmäßiger Bewegung ab, da sie vor dem hohen Anspruch kapitulierten.

Schon ein paar Minuten am Tag oder mit langsamem Tempo zu laufen senkt das Risiko für einen Herz-Kreislauf-Tod. Bereits ein Lauf von fünf Minuten täglich nutzt der Gesundheit. Wer nur ein bisschen läuft, lebt im Mittel mehr als drei Jahre länger als Nichtläufer. Das Risiko, an Herz-Kreislauf-Problemen zu sterben, wird sogar um 45 Prozent gegenüber den Bewegungsmuffeln gesenkt.

Das sportliche Minimalprogramm sieht 35 bis 50 Minuten Ausdauersport pro Woche vor, ein Tempo unter zehn Stundenkilometern beim Jogging oder kurze Strecken. Fehlende Zeit ist ein Hindernis, sich regelmäßig zu bewegen. Gesundheitliche Ziele können aber auch mit wenig Aufwand erreicht werden. Ein Lauf von 5 bis 10 Minuten täglich ist allerdings wirkungsvoller als 15 bis 20 Minuten zügiges Gehen. Sportmediziner haben erkannt, dass es sinnvoller ist, Bewegungsmuffel zu wenig Aktivität zu motivieren, statt das Wochenprogramm von Trainierten von 150 auf 250 Minuten zu steigern. Anfängern nützt ein Übungsplan mit dreimal 45 Minuten Jogging wöchentlich nichts. Für sie ist es ein Erfolg, wenn sie überhaupt laufen. Der größte Nutzen für Herz und Lebenserwartung stellt sich offenbar ein, wenn ein paar schweißtreibende Minuten in den ansonsten trägen Alltag eingebaut werden.

Die Entdeckung der Langsamkeit

In der Ruhe liegt nicht nur die Kraft. In der Langsamkeit liegt auch die Wirkung. Training, besonders im Ausdauersport, ist effektiver und führt zu mehr Erfolg, wenn es langsam, aber kontinuierlich erfolgt.

60 Prozent aller Hobbyläufer laufen zu schnell. Sie finden nicht genügend Zeit zum Training und meinen, auf diese Weise ihr versäumtes Pensum nachholen zu können. Und sie glauben, schneller zu werden oder längere Strecken laufen zu können, wenn sie im Training permanent ihre Grenzen überschreiten. Das Gegenteil ist das Fall. Wer weitere Strecken zurücklegen oder schneller laufen will, muss zunächst viel langsamer laufen, als er kann.

Laufen in Gesellschaft

Gemeinsam zu laufen macht mehr Spaß und ist unterhaltsamer, als allein durch Wald, Feld und Flur zu rennen. Außerdem kann man auf diese Weise besser das Tempo variieren und sich zu einem Zwischensprint animieren oder die Geschwindigkeit verlangsamen, was für den Trainingseffekt besser ist. Millionen Jahre ist der Mensch in Gruppen gelaufen. Laufen ist ein soziales Ereignis. Es spricht nichts dagegen, dies beizubehalten. Zudem ist es lustiger, mit Freunden unterwegs zu sein. Das ist wichtig, denn Sport wird oft zu verbissen betrieben – und die Freude bleibt auf der Strecke.

Zwar gibt es auch Situationen, in denen jeder gerne allein ist und läuft. Aber dieses Verhalten wird inzwischen ritualisiert. Viele Leute quälen sich auf dem Laufband im Fitness-Studio mit Kopfhörer im Ohr oder starren auf Bildschirme. Jeder schwitzt für sich allein. Zwar ist Bewegung meistens gut, aber erholsam und gesund ist Sport vor allem dann, wenn er befreit und Spaß macht.

Regelmäßige Bewegung statt ab und zu Sport

Genügend Aktivität im Alltag ist mindestens so wichtig wie Sport. Erst recht, wenn das Sportprogramm immer wieder verschoben oder verringert wird. Wenn jemand während der Arbeit zwei Stunden geht, vier Stunden steht und zusätzlich Hausarbeit erledigt, verbrennt er mehr Kalorien als ein Läufer bei einer 60-Minuten-Runde.

Wer steht oder geht, anstatt zu sitzen, verringert sein Risiko für Herz-Kreislauf-Leiden und das zeigt sich schon früh am Bauchumfang und an etlichen Blutwerten. Aufstehen für die Herzgesundheit, Bewegung für die Taille. Zwei Stunden täglich mehr stehen, anstatt zu sitzen, senkt den Blutzucker um 2 Prozent. Noch deutlicher ist die Wirkung auf die Blutfette. Die Triglyzerid-Konzentration liegt um 11 Prozent unter den Werten fast ausschließlich sitzender Menschen. Zudem erhöht sich die Konzentration des »guten« HDL-Cholesterins durch vermehrtes Stehen.

Mit wenig Aufwand lange fit

Schon ein bisschen hilft sehr viel. Schon ein geringes Maß an körperlicher Aktivität trägt dazu bei, im Alter gesund und mobil zu bleiben. Wie schnell kommt man aus dem Sessel hoch? Ist die Fingerfertigkeit, etwa beim Öffnen einer Dose, noch gegeben? Wie gut funktionieren der Stand auf einem Bein und die Balance mit geschlossenen Augen? Es sind einfache Übungen, die Auskunft darüber geben, wie gesund und mobil man im Alter vermutlich sein wird.

Die Unterschiede sind enorm: Wer bei den Tests zum schlechtesten Fünftel gehört, stirbt deutlich früher als jene, die bei den Übungen keine Probleme haben und zum besten Fünftel zählen. Die gute Nachricht: Wer nicht gut abschneidet, kann immer noch gegensteuern. Menschen mittleren Alters kann man nur raten, auch vermeintlich läppische Alltagsverrichtungen noch ohne Hilfe zu bewältigen. Das beugt vielen Malaisen im Alter vor. Dabei hilft schon ein bisschen sehr viel.

Zu Bus und Bahn flitzen
statt im eigenen Auto sitzen

Gesundheit in vollen Zügen ist wörtlich zu verstehen, denn Bahnfahren hält schlank und fit. Gerade nach einem verpassten Anschluss oder in der Schlange vor dem Service-Center können sich Bahnkunden dem beruhigenden Gefühl hingeben, etwas für ihre Gesundheit zu tun – während der nächste Zugausfall angekündigt wird. Pendler bleiben schlanker und gesünder, wenn sie das Auto stehen lassen und regelmäßig Busse oder Bahnen benutzen. Streiks in Nah- und Fernverkehr bringen die Gesundheit offenbar erst recht auf Trab.

Wer nicht mehr mit dem Auto, sondern mit Bus oder Bahn zur Arbeit fährt, nimmt im Mittel in der Folge ein Kilo ab, und die Herz-Kreislauf-Fitness verbessert sich. Mit zunehmendem Weg zur Haltestelle wird der gesundheitliche Nutzen größer. Pendler, die mindestens zehn Minuten bis zur Station brauchen, nehmen durchschnittlich zwei Kilo ab. Wer mehr als 30 Minuten benötigt, verliert sogar sieben Kilo. Je mehr Bewegung auf dem Weg zur Arbeit, desto vorteilhafter für den Organismus. Allerdings gilt das auch umgekehrt: Steigen langjährige Bus- und Bahnfahrer auf das eigene Auto um, legen sie innerhalb kurzer Zeit um mehrere Pfunde zu.

Bewegung im Büro

Immer mehr Faktoren tragen im Alltag dazu bei, dass die Menschen länger und gesünder leben. Konferenzen und Telefonate im Stehen sind ebenso sinnvoll wie ein auf dem Flur aufgestellter Drucker oder der Gang zum nur fünf Bürozimmer entfernten Kollegen. Ärzte der Mayo-Klinik haben gezeigt, dass fitte Arbeitnehmer sich von solchen, die schnell aus der Puste kommen, besonders darin unterscheiden, dass Letztere täglich zwei Stunden länger sitzen.

Es gibt viele Möglichkeiten, sich in der täglichen Routine mehr zu bewegen. Jeder Schritt ist positiv, zügiges Gehen steigert den Effekt noch. Schon wenige Minuten von der S-Bahn zum Arbeitsplatz wirken sich günstig auf Herz und Kreislauf aus und sind besser, als mit dem Auto von zu Hause direkt in die Tiefgarage des Büros zu rollen.

Vor dem Sport lockern statt dehnen

Vor dem Sport reicht es, sich zu lockern und warmzu-machen. Die Gelenke sollten in kreiselnden Bewegun-gen mobilisiert und die Gliedmaßen ausgeschüttelt wer-den. Mit dem Fuß ein paarmal eine Acht in die Luft zu malen ist beispielsweise eine sinnvolle Übung vor dem Laufen, die Sprunggelenk, Knie und Hüfte lockert und auf die anstehende Belastung vorbereitet.

Anstrengende Dehnübungen »bis zum Anschlag« vor dem Sport sind hingegen überholt. Zwar werden sie von manchen Trainern noch angeboten, doch sinnvoll sind sie eher nach dem Sport, um einseitig belastete Muskeln wie-der zu dehnen. Dann ist die Muskulatur auch aufgewärmt und locker genug, um Streck- und Dehnübungen gut zu tolerieren.

Stehplätze anpreisen

Viele Tätigkeiten, die wir im Sitzen ausführen, lassen sich auch im Stehen erledigen. Zwar ist Sitzen nicht grundsätzlich schädlich, aber wenn es eine Alternative gibt, ist die zu bevorzugen. Allerdings ist es ein weiter Weg, bis Bewegung gesellschaftlich als lohnend angesehen wird – mit Ausnahme des Sports. Sitzen gilt als Zeichen für Fortschritt oder finanzielle Macht. So nehmen weniger wohlhabende Leute eher das Fahrrad oder gehen zu Fuß, kaufen im Fußballstadion – und in Oper oder Theater – Tickets für Stehplätze, die billiger sind. Sitzen ist auch in der Freizeit mit höherem Ansehen verbunden. Hier ist Umdenken nötig: Stehplätze bei Sportereignissen oder kulturellen Veranstaltungen müssen angepriesen und teurer verkauft werden. In Fußballstadien ist die Stimmung dort besser, und die wahren Fans wissen: Sitzen ist für'n Arsch.

Strecken und recken

Wer lange im Büro sitzt, sollte seine Beine immer mal wieder bewegen – und sei es nur durch Strecken und Recken. Das hält die Gelenke beweglich und aktiviert zudem den Rückfluss des Blutes aus den Beinen. Zu lange mit angewinkelten oder gar halb verknoteten Beinen zu sitzen ist hingegen nicht ratsam. Dadurch werden die Venen im Bereich der Kniekehle gestaut, und auf Dauer begünstigt diese Haltung Thrombosen. Deswegen ist es bei Langstreckenflügen oder ausdauernden Bus- und Bahnreisen zu empfehlen, immer mal wieder aufzustehen oder wenigstens die Beine zu strecken.

Bewegung statt Schonung ist besser für die Gelenke

Bei Kniebeschwerden hilft Sport besser als Schonung. Belastungen lindern die Schmerzen wirksamer als die gängige Ruhepause. Training unter Anleitung ist effektiver. Werden die Oberschenkel- und Gesäßmuskeln gestärkt und dynamische wie isometrische Anspannungen wie auch Gleichgewichtsübungen trainiert, verschwinden die Beschwerden oft wieder.

Gerade junge Leute, die körperlich aktiv sind und kein Übergewicht aufweisen, leiden häufig unter Kniebeschwerden. Nach Sport und anderen körperlichen Anstrengungen tut ihnen das Gelenk weh. Besonders der vordere Bereich rund um die Kniescheibe schmerzt. Mit der Zeit nehmen viele Betroffene eine Schonhaltung ein und vermeiden sportliche Betätigung. Klar, wenn die Beschwerden zu stark werden, sollte man auf Aktivitäten verzichten, die den Schmerz auslösen können.

Für viele Menschen sind das gute Nachrichten. Sie müssen nicht mit Sport pausieren, sondern können weiterhin ihren Bewegungsdrang ausleben – am besten nachdem sie gelernt haben, wie sie ihre Beinmuskeln stärken.

Einbeinstand üben stärkt den Gleichgewichtssinn

Auf einem Bein zu stehen ist eine ebenso einfache wie nützliche Übung, die Balance und Gleichgewichtssinn stärkt. Wer auch in mittleren Jahren immer mal wieder auf einem Bein steht und ein paar Sekunden die Balance zu halten versucht, bleibt länger mobil und ist erst später als die Altersgenossen auf fremde Hilfe angewiesen. Zudem wird durch die Übung die Koordination gestärkt, und der Gang bleibt länger fest und sicher.

Knöchel bewegen stärkt den Kreislauf

Das geht auch im Büro und sogar im Sitzen: die Knöchel bewegen und eine Acht in die Luft zeichnen. Dabei hebt und senkt sich die Fußspitze und dadurch wird die Muskelpumpe im Bereich der Knöchel aktiviert. Sie sorgt dafür, dass vermehrt venöses Blut aus den Füßen in Richtung Rumpf gepumpt wird. Das ist eine einfache, aber effektive Vorbeugung gegen Thrombosen – zudem gibt es abends kaum noch dicke Beine.

Die beste Entscheidung ist manchmal, eine Entscheidung zu treffen

Den ersten Schritt zu gehen ist wichtig. Eine Entscheidung ist besser als keine. Das trifft in vielen Fällen zu, denn manchmal gibt es keine klaren Kriterien, die einem verraten, wo die Vorteile überwiegen. Dann sollte man trotzdem eine Wahl treffen – und nicht der Zeit die Entscheidung überlassen. Damit es keine Wahl aus Bequemlichkeit wird anstatt einer aus Lust, Neigung oder Verstand.

Wer sich permanent nicht sicher ist, ob nicht ein anderer Mensch der angenehmere Begleiter durchs Leben ist, ein anderer Job der bessere, und immer hadert, was er gerade nicht hat, kann, macht und erreicht, wird womöglich alles verlieren – das Aktuelle, womit er sich gerade beschäftigt, wie das Ersehnte. Lässt man sich weder auf das eine noch das andere richtig ein, droht emotionale wie inhaltliche Leere.

Es gibt das Gleichnis von Buridans Esel, eine Geschichte aus dem 11. Jahrhundert: Ein hungriger Esel steht genau in der Mitte zwischen zwei gleich weit entfernten, gleich großen und gleich schönen Heuhaufen. Zumindest sind sie für einen Esel schön und attraktiv. Das Grautier wägt die Vorteile des einen Haufens gegen die des anderen ab, aber beide sind sehr verführerisch, und deshalb kann sich der Esel nicht entscheiden. Mal neigt er zu dem einen Heuhaufen, dann favorisiert er den anderen. Er überlegt so lange und so heftig, dass er vor lauter Unentschlossenheit verhungert.

Den Fuß flach halten
ist für die Statik am besten

Eine flache Sohle ist für den Fuß am besten. Menschen brauchen keine Pronationsstützen und auch keine Supinationshelfer. Das sind Erhöhungen in der Sohle oder im Fußbett, die verhindern sollen, dass der Fuß nach innen oder außen abknickt. Diese Unterstützung kam in den 1990er Jahren in Mode, besonders für Laufschuhe. Klingt gut, aber nötig ist das nicht, denn Skelett, Muskeln und Halteapparat sorgen schon von sich aus für Halt. Nimmt man den körpereigenen Strukturen die Arbeit ab, verkümmern sie. Ähnlich fragwürdig sind Schuhe mit Negativabsatz, bei denen die Ferse tiefer liegt als der Rest des Fußes. Angeblich soll die Wadenmuskulatur auf diese Weise gestärkt werden. Die klobigen Modelle sind glücklicherweise weitgehend wieder vom Markt verschwunden.

Der Körper muss nicht symmetrisch sein

Einlagen mit einseitigen Erhöhungen können Probleme in Knien, Hüfte oder Rücken verstärken, statt sie zu lindern. Keile im Schuh sollen einen Beckenschiefstand ausgleichen, der in den meisten Fällen aber gar nicht ausgeglichen werden muss. Kein Körper ist vollkommen symmetrisch, Geradlinigkeit – zumindest orthopädisch – ist kein erstrebenswertes Ziel. Zumeist hat sich der Mensch daran gewöhnt, auf die krumme Tour durchs Leben zu gehen. Nahezu jeder Mensch hat unterschiedlich lange Beine, und Muskeln, Sehnen und Bänder haben sich längst darauf eingerichtet. Bis zu 1,5 Zentimeter Unterschied – manchmal sogar mehr – können ohne Probleme toleriert werden. Bestehen keine Beschwerden und die Beinlängendifferenz fällt nur im Röntgenbild auf, besteht die beste Strategie darin, nichts zu korrigieren.

Zehen spreizen beugt
Fehlstellungen vor

Im Stehen, beim Gehen und während des Laufens sollten die Zehen gespreizt werden und sich im Schuh breit machen. Der Fuß muss die Möglichkeit haben, sich im Schuh auszudehnen. Viele Menschen verkrampfen die Zehen und machen ihren Fuß klein, wenn sie gehen, stehen oder laufen. Das begünstigt Fehlstellungen wie Krallenzehen, Hammerzehen oder anderweitig krumm gewachsene Füße. Werden die Zehen hingegen breit gemacht, setzt der Fuß natürlicher auf, und Deformationen sind seltener – außerdem kann man so leichter bis ins hohe Alter das Gleichgewicht halten und stabil bleiben.

Gerade geschnittene Zehennägel
verhindern Infektionen

Gerade abgeschnittene Fußnägel wachsen nicht so oft ein wie runde. Es bilden sich nicht so leicht Infektionen und schmerzhafte Abszesse. Zudem stoßen die Nägel beim Sport oder Bergabgehen nicht so leicht an den Schuhen an, wenn sie gerade geschnitten sind. Diese Empfehlung haben schon Mütter und Großmütter gegeben, und sie hatten recht damit.

High Heels lohnen sich nur zu besonderen Anlässen

Wer Stöckelschuhe anzieht, sollte sie nicht den ganzen Tag tragen. Das kann nämlich Entzündungen und auf Dauer sogar schwere Krankheiten auslösen. Ständig acht oder zwölf Zentimeter über dem Erdboden zu schweben reizt die Achillessehne, denn diese Haltung widerspricht der natürlichen Bewegung beim Gehen oder Stehen. Wer also ständig in Pumps unterwegs ist, begünstigt Entzündungen – und die erhöhen das Risiko für Gefäßverkalkung, Infarkt und Schlaganfall und können im schlimmsten Fall die Entstehung von Tumoren und Demenz fördern.

High Heels können zwar in jeder Hinsicht umwerfend sein. Allerdings sollte man sich genau überlegen, wann es sich lohnt, sie zu tragen. Im Büro unterm Tisch – oder wenn es sonst keiner sieht – ist es sinnvoll, die Schuhe immer wieder auszuziehen. Noch wichtiger: Bevor man überhaupt die mörderischen Absätze anzieht, sollte man sich kurz überlegen, ob der Termin wirklich so wichtig und der Mann so umwerfend ist.